総合病院精神科・神経科ガイド

総合病院精神科・神経科ガイド プロジェクトチーム 編

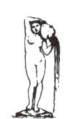

星 和 書 店

Seiwa Shoten Publishers

2-5 Kamitakaido 1-Chome
Suginamiku Tokyo 168-0074, Japan

●はじめに

　「ストレスですね！」「癒されたいですよ」「トラウマになっちゃいました」などなど，こころの健康に関係する言葉が日常の会話のなかでしばしば使われるようになっています．しかし，実際に治療を必要とする状態とはどんなことなのか，よほど身近に精神科医がいない限りわかりにくいものです．また，精神科・神経科あるいは心療内科とはどんなところなのか，施設や医師によって得意な分野と苦手な分野があるのかといった疑問について，わかりやすく適切な情報を入手することは，現状ではそれほど簡単ではないようです．

　本書は，具合が悪いところがあって，まず総合病院を受診する方々を対象として書かれています．執筆陣は，総合病院精神医学といわれる分野の経験を積んだ，わが国の誇る専門医ばかりです．時には，専門用語が多くて難解と思われる部分もあるかもしれませんが，できるだけ一般の方や，これから医療全般について学ぼうとされている方に向けて書かれています．

　第Ⅰ章は，「総合病院の精神科・神経科のご案内」と題して，精神科・神経科へのかかり方を中心に解説しています．総合病院，大学病院，精神病院，精神科診療所（クリニック），それぞれの特徴をふまえた説明が目新しいものではないかと思います．精神療法のこと，医療費の問題など，著者の最初の原稿には，まだまだたくさん皆様にお伝えしたいことが記述されていたのですが，スペースの関係でやむを得ず短縮版として掲載いたしました．

　第Ⅱ章は，「総合病院精神科で扱うことの多い病気」として，16項目をあげています．Q＆A形式を基本として，精神科固有の病気ばかりでなく，からだの病気に関連した内容も網羅しております．近頃は精神医療に多くの期待が寄せられています．もちろん，1人の精神科医が広範な精神医学すべてを網羅できるものでもありません．とはいえ，総合病院精神医学を修めた学会認定専門医であればこのくらいはカバーできるという範囲を示しています．老人に生じるせん妄などは，痴呆と勘違いされてきちんとした治療計画・看護計画を立てられなければ，ユーザーにとって大変な損失を生じる可能性があります．また，

移植医療やがんに関連した話題は，総合病院精神医学ならではといえる先進的領域で，我々の臨床経験と実質的な研究の成果は，必ずユーザーのお役に立てるものと確信しております。

　第Ⅲ章は，「総合病院精神医学の概要」として，精神医療を取り巻く情勢の説明，本書の出版された社会的な背景に触れております。少しかたい内容かもしれませんが，日本の精神医療が真にユーザー本位になっていくために総合病院精神医学の発展が欠かせないことがご理解いただけるものと存じます。

　第Ⅳ章は，本書の目玉である「総合病院精神科・神経科リスト」です。担当委員が心血を注いだ医療機関のリストです。リスト①はデータシートに詳しい診療内容が記載されております。リスト②には今回はデータシートが掲載できなかった医療機関の紹介が入っております。最近は，ネットでの病院探しも一般的になっております。しかし，必ずしも必要な情報が入手できるとは限りません。本書がその一助となれば幸いです。

　日本総合病院精神医学会は，設立されて15年になる精神医学の専門学会です。前身となった研究会時代から数えると約20年が経過し，臨床技術と学問的レベルの向上を目指すと同時に，ユーザー本位の医療が実現されるように社会的にさまざまな働きかけを続けてまいりました。しかし，まだまだ，専門家集団としての実力は発展途上にあると思います。日本の精神医療を含む医療の世界には，我々が力を合わせて変革しなければならない部分はたくさんあります。その一環として，ユーザーをはじめ関連領域の方々に情報提供のうえで貢献するため本書の執筆を計画いたしました。よりよい医療を目指すためにも，読者の皆様からの忌憚のないご意見を頂戴したいと存じます。

　最後に，原稿の整理に大変なお手間をかけた株式会社星和書店の岡部浩氏には，お詫び申し上げるとともにお礼申し上げます。また，多忙にもかかわらず執筆してくださった先生方にお礼を申し上げます。

平成14年7月

日本総合病院精神医学会理事長　黒澤　尚

●目　次●

はじめに　iii

第Ⅰ章　総合病院の精神科・神経科のご案内 ……………1

1　精神的な悩みをもつ患者さんは増加している？…………3
　（1）総合病院（精神科）　　4　　　（2）精神病院（精神科のみの病院）　4
　（3）大学病院（精神科）　　5　　　（4）精神科クリニック　　5
　（5）神経科，心療内科，総合診療科，いわゆるかかりつけ医（内科，外科など）　5
　（6）その他の援助機関　　7

2　どうしても受診を拒む患者さんにどう対処したらよいか………7
　（1）専門医への受診をどう勧めるか　　7
　（2）家族の対応　　8
　（3）精神科・心療内科の治療を受けることになったとき　　9
　（4）よい精神科医に出会うには？　　10

3　受診してみると，どんなことが？……………………11

4　精神科の治療とは？…………………………………12
　（1）薬物療法　　12　　　（2）精神療法　　12
　（3）行動療法　　13

5　その他の精神科治療法………………………………14
　（1）集団療法　　14　　　（2）集団精神療法　　14
　（3）デイケア　　14　　　（4）訪問看護　　15
　（5）作業療法　　15

6　入院の適応……………………………………………16
　（1）外来通院患者さん　　16
　（2）総合病院（精神科以外）に入院されている患者さん　　16

7　入院形態 ··· 17
（1）任意入院　17　　　　　（2）措置入院　17
（3）医療保護入院　17　　　（4）応急入院　18
（5）仮入院　18

8　医療費 ··· 18

9　今日の医療行動について－よりよい医師患者関係を期待して ······· 19
（1）セカンド・オピニオン　19　　（2）ドクター・ショッピング　20

第Ⅱ章　総合病院精神科・神経科で扱うことの多い病気 ······· 23

1　自律神経？　更年期？　どっちなの？　[パニック障害] ············ 24
2　なまけ病なの？　悩んじゃう　[うつ病] ······················· 26
3　生きているのがつらくなった　[自殺] ····················· 28
4　物忘れがひどくて心配　[痴呆] ···························· 31
5　統合失調症（精神分裂病）って何？　[統合失調症（精神分裂病）] ··· 33
6　不自然なことを言うんです　[せん妄] ······················ 35
7　からだの病気のストレスなの？　[身体疾患に伴う精神症状] ········ 37
8　移植治療に伴う気分の変化はどうすればいいの？　[移植医療] ····· 40
9　眠れないのは不眠症？　[不眠症] ·························· 43
10　がんと言われて気持ちが動揺しています　[がん] ··············· 45
11　アルコールから離れられない　[アルコール関連障害] ············ 48
12　私は病気？　[心気症] ····································· 51
13　うちの子どもには困ったわ！　[児童精神医学] ················ 53
14　あの日のことを思い出して眠れません　[トラウマと精神症状] ······ 56
15　食べられない，食べることがやめられない　[摂食障害] ·········· 59
16　息子が交通事故にあって救命センターに運ばれて
　　－からだの病気やけがで入院中の患者さんと家族への危機介入　[リエゾン活動と危機介入]　62

第Ⅲ章　総合病院精神医学の概要－歴史と全体像 ……………65

1　総合病院精神科の歴史と現状 …………………………………67
　（1）世界の趨勢　　67　　　　（2）日本の歴史と現状　　67

2　傷病分類別にみた受療率（人口10万対） …………………………69
　（1）主要傷病別の受療率推移　　69　（2）疾患別受療率　　69

3　総合病院精神医学会の活動 ……………………………………70
　（1）学会員への調査　　70　　　（2）在り方委員会の活動　　71

4　総合病院精神科の利点と課題 …………………………………72

第Ⅳ章　総合病院精神科・神経科リスト ……………………75

　リスト①　総合病院精神科・神経科　診療状況 ……………………76
　リスト②　総合病院精神科・神経科　一覧 ……………………………151

おわりに　　191

第Ⅰ章
総合病院の精神科・神経科のご案内

1　精神的な悩みをもつ患者さんは増加している？

　今の世の中，ストレスだらけでこころの健康を保つことは大変難しい時代であるといえます。いかにうまくストレスを発散させられるかが問題ですが，ストレスを処理できなくなって，眠れない，食欲がない，人に会いたくない，学校・職場に行けない，などの問題に発展した場合，精神科を勧められても，「いや，そこまでひどいレベルじゃないから」と引いてしまう人がほとんどでしょう。以前ほどではないにしても，精神科に通う，ということに関して抵抗をもつ人はまだ多く，またさまざまな偏見がぬぐいきれないことも事実です。病気になれば医者に行く。当たり前のことです。精神科の場合，その当たり前のことが，社会的偏見が壁になって実行しにくくなっているのです。しかし，最近ではその敷居は低くなり，気楽に精神科へ行こうという動きがみられます。総合病院の精神科やどこの精神科クリニックも患者さんは多くなっています。また，精神科に対して，鉄格子があって，普通の病院とは違った雰囲気があるというイメージをもち，怖いと思っている人も多いようですが，現在では総合病院に精神科が開設されているところが増えてきました。「こころの具合がおかしいと思ったら，気軽に精神科へ行こう」というのが最近の精神科医からのメッセージなのです。

　ストレスがうまく処理できなくて困ったときに，どこに行き誰に相談すればよいのでしょうか。いくつかの選択肢があります。例えば，総合病院（精神科），精神病院（精神科のみの病院），大学病院（精神科），精神科クリニック，などです。一般に，病院というのは「入院用のベッドを20床以上もっている医療機関」をいいます。そして，病院で精神科にかかる場合，大きく分けて，内科や外科などさまざまな科がそろっている「総合病院」か，あるいは「精神科単科の病院」を選ぶことになります。もちろん，総合病院の中には大学病院も含まれます。そのほか，精神的な悩みに対する援助機関としては，精神保健福祉センター，保健所，企業における相談室，公的機関の児童相談所，保健所，自助グループ，大学では保健管理センターなどがあります。

　からだの不調や検査で総合病院を受診したり，あるいは入院中の方の場合，

現在かかっている病院に精神科があれば，そこを受診するのが手っ取り早いでしょう。

(1) 総合病院（精神科）

　総合病院は，内科や外科，脳外科などがそろっているので，さまざまな検査を受けることができます。検査のことを考えると，総合病院で診てもらうのはきわめて便利であり，安心ともいえます。心身症のようなからだの病気を調べるのにも好都合ですが，例えば幻覚・妄想といった症状があって「これは間違いなく精神障害だ」と思われるケースでも，実際に脳波やCTやMRIなどの検査をしてみると実は脳に障害があるために起こっているということがわかる場合もあります。そういう意味でも，総合病院に勤務する精神科医は，精神疾患だけではなく身体疾患にも強い医師が多いのです。また，からだの病気やけがで入院あるいは通院している方や，その家族に生じるストレスは軽視できないものです。こうした問題について，総合病院の精神科医は経験も豊富で，頼りがいのある存在です。

　短所は，精神病院に比べると精神科単独では不足する部分もあるという点です。入院設備がなかったり，あったとしてもベッド数が少なかったり，外来の場所も隅のほうだったりすることが多いのです。精神科患者さんの中には自殺企図や離院などの問題行動がみられることもあり，内科や外科などの科と離して設計されている病院もあります。また，ベッド数が少ないとどうしても入院待ちの期間が長くなり，実際にはなかなか入院することができないこともあるので，その点を事前に問い合わせてみるとよいかもしれません。

(2) 精神病院（精神科のみの病院）

　こころの病気を診てもらおうと考えるとき，多くの人がまず思い浮かべるのが精神科専門の病院，いわゆる精神病院でしょう。また，大学病院や総合病院，クリニック（診療所。ベッド数は19床以下）で診療を受けていたとしても，入院が必要になった場合には，ベッド数の関係から実際には精神病院を利用しなくてはならないことがあります。

(3) 大学病院（精神科）

　大学病院というのは，基本的に「教育機関」であり，「研究機関」です。珍しい疾患，治療がきわめて困難な場合には「○○大学の△△先生がよく研究している第一人者だから，ぜひ診てもらおう」というのはよいかもしれませんが，うつ病や不安障害のように精神障害の中ではわりあい一般的なものまで大学病院にかかろうというのは，便利とはいえない場合もあります。

(4) 精神科クリニック

　クリニック（診療所）というのは，入院施設がないか，あったとしても限られたベッド数しかないものをいいます。一般的に規模はわりあい小さく，外来診療が中心です。昨今では都市部に増えており，特に最近は「駅前クリニック」と呼ばれるくらい，駅の周辺にたくさんみられるようになっています。これはここ10年ほどの間に起こった変化ですが，かつて目立たないところや人里離れた地方にしかなかった時代を考えると，驚きを覚えずにはいられません。このようなクリニックの利点は，ごく普通の内科クリニックとたいして変わらないような印象を受け，わりと気軽に受診できること，また，夜間も診察している場合もあり，会社帰りに相談できる便利な医療機関という点です。

(5) 神経科，心療内科，総合診療科，いわゆるかかりつけ医（内科，外科など）

　一般的には「精神科」といっても，なかには「神経科」という看板を掲げている病院やクリニックもあります。しかし，これは言葉が違うだけで，実際には同じ医療サービスを提供しています。神経科と書いてあったら精神科のことも考慮する必要があります。

　「神経科」は，本来は「神経内科」に属するため，精神科の代わりに使うのはおかしいのです。しかし，看板が「精神科」になっていると来院するのに抵抗を感じる人が少なくないのではないかということで「神経科」にしているところもあります。「神経内科」というのは脊髄や脳などに関係する病気，つまり「神経の病気」を専門に調べるところであって，精神科とは本質的には異な

ります。からだの中の神経を意味し,「脳卒中での手足の麻痺,糖尿病に伴うしびれ,肩こりからくる指先のしびれ」など,神経的疾患を専門に治療する診療科です。すなわち,神経内科はパーキンソン病,脳梗塞,小脳変性症など(これらを「神経疾患」と呼びます)を扱うところで,内科の一分野に属しています。

また,「心療内科」という看板を見かけることもあります。これは,精神障害の中でも,主に心身症を扱う科です。心身症というのは,本来,内科で診てもらうようなからだの病気でありながら,原因にはストレスなど精神的なものが大きく関係していると思われる病気です。例えば,胃・十二指腸潰瘍,過敏性大腸炎,高血圧,狭心症,自律神経失調症,更年期障害などがそれに該当します。すなわち,心療内科では,ストレスなどによりからだの不調をきたす心身症を主に扱います。自らにストレスを感じ,不調を感じる人に最適な選択肢といえるでしょう。

最近では心身症に限らず,がんをはじめとして,どんなからだの病気でも,多かれ少なかれストレスが関係して発症するといわれ,ある意味では「すべての病気は心身症的である」ということもできます。日本の心療内科の場合は,心身症にとどまらず,うつ病や摂食障害,軽症のパニック障害といった精神科が扱う領域まで診ているところも多いようです。まるで「軽症精神科」のようですが,精神科へ行くと周囲から変な目で見られるのではと脅えて,精神科よりも心療内科を選ぶ患者さんが多いからでしょう。

治療に関しては,従来の心療内科の医師はあくまでも「内科の勉強をしてきた医師」であり(最近は心療内科を専門とする医師もいるが),必ずしも精神医学の最先端の知識を備えているとは限りません。「心療内科のほうがまわりから偏見をもたれなくてよいから」と選んだところが,かえって治療を長引かせ,結果的に損してしまうこともないとはいえません。

さらに,家庭医療・総合診療を専門とする総合診療科が多くの大学に設置されるようになってきました。総合診療科には,心療内科と同様に,ストレス関連を取り扱うことができる医師が多いので,どうしても精神科に抵抗がある場合は,総合診療科を受診するのも1つの方法です。

以上のいずれの医療機関に受診するほどではなく,ちょっとした不眠や過労

によるものならば，かかりつけの医師に診察を求め，相談のうえ，睡眠導入剤や抗不安薬などの処方を受けるのもよいです。問題が大きいと診断された場合，適切な医療機関を教えてくれるでしょう。

(6) その他の援助機関

① 精神保健福祉センターや保健所への電話相談：電話相談の利点は，相談する人に顔を合わす必要がないという匿名性と，いつでも相談できるという即時性です。最も代表的なものとしては「いのちの電話」があります。「いのちの電話」の相談員には 2 年間の研修を積んだボランティアがあたるため，業務に対しての信頼性は高いといえます。
② 心理相談：企業における相談室，公的機関の児童相談所，保健所などで行われています。おもに精神科医や臨床心理士など専門資格をもった人が業務にあたっています。
③ 自助グループ：薬物依存やアルコール依存，拒食症など，共通の悩みを抱えた人同士で互いに支え合うグループを指します。本人のみに限らず，精神障害の患者さんをもった家族，犯罪によって傷ついた人の家族などによる自助グループも数多く存在しています。

2　どうしても受診を拒む患者さんにどう対処したらよいか

(1) 専門医への受診をどう勧めるか

　睡眠時間の変化や食欲の低下，性生活がなくなるなど，こころの病気の兆候に最初に気づくのは家族である場合が多いものです。もし，配偶者などの家族がこころの病にかかっているようであれば，専門医への受診を勧めてほしいのはもちろんですが，その際には，いくつかのことに気をつける必要があります。患者さんが受診を拒む場合は，一般に重症となっている場合が多いのです。どうやって精神科受診を勧めればよいでしょうか。家族などの周囲の方には一度精神科医の診察を受けたほうがよいように思えるのに，自分では受診したがらない方に対してどのように受診を勧めるかは，常に出てくる大きな問題です。

名案がないためにみんなが悩んでいるのですが，多少参考になるかもしれないことを考えてみましょう。

第1に，「周囲からみたらおかしいから，精神科で診てもらったほうがよい」のような表現は不適切です。周囲の人は，「自分からみると具合が悪そうにみえる。でも自分は専門家ではないので，治療を必要とする問題があるのかどうかわからない。ただ自分は心配でしかたがないので，自分の心配を解消するためにも専門家に診てもらってほしい。専門家が何でもないと言えばそれでいいのだから」のように勧めるとよいでしょう。本当に治療が必要かどうかは専門家が判断するのですから，この言い方がよいのではないかと思われます。

第2に，周囲の方が問題にしている部分と患者さんの気にかけている部分が異なることがあります。例えば周囲の方はいろいろな行動に問題があると感じているが，患者さん自身は眠れないとか食欲がないことを悩んでいる場合です。このような場合は，患者さんが困っている症状でまず何科でもよいから受診させ，あとはそこで診察にあたった医師の判断に任せてみるのも一方法です。

第3に，家族みんなで意見を統一して受診を勧めること。時に母親はとても心配して受診を勧めているのに，父親はそれほどでもないというような家族に出会うことがあります。家族や周囲の方が本当に心配していることをきちんと伝えることはとても大切なことです。

第4に，心配している家族のみがまず相談に来られることも1つの方法です。そのようなシステムになっている病院も多くあります。家族からの状況をうかがうと，それに応じたアドバイスがしやすいため，このような方法も考慮しておく必要があります。

(2) 家族の対応

患者さんの受診について，基本的な家族の立場は次のとおりです。

a かかりつけの医師に相談してみる

心療内科や精神科を受診することに抵抗を示しているようであれば，まずかかりつけの医師を受診することを勧めてみます。その際，眠れない，食欲がないなどの症状があれば，その原因を調べてもらおうと説明して受診にこぎつけ

ます。その結果，やはりこころの病の可能性が高いようであれば，専門医を受診するように説得してみましょう。

　b　無理強いはしない

　患者さんが行きたくないと言っているときは無理強いをしないこと。ただし，自殺などの事故が起きる可能性がある場合は例外です。実際，受診が遅れたために，自殺未遂として救急車で運ばれることも多く起こります。

　c　根気よく説得する

　専門医に相談に行くことを根気強く，無理をしない程度に話しかけること。本人が症状に気づいていないこともあるので，わかりやすい解説書を見せるなどして，病気に対する本人の理解を深めることも大切です。軽症の場合，「こころが疲れているようだ」「脳が疲れているのではないか」という説得でどうにか納得してもらえる場合もありますが，幻覚や妄想が中心症状で自室に閉じこもっている場合や重症のうつ病で自殺を考えている場合，そうはいきません。一刻を争う場合もあり，どうしようもない場合は，家族全員または親類の援助を求め，受診に至るまでには人手を必要とする場合も多々あります。

（3）精神科・心療内科の治療を受けることになったとき

　治療の際には，患者さんや家族の方は次のことに気をつけてください。

　a　決して焦らない

　こころの病は，回復に向かったり，また少し調子が悪くなったりと，小さな浮き沈みを繰り返して治っていくことが多いものです。特に仕事を休んでいる場合などは，罪悪感から早く職場に復帰しようとしがちですが，その結果再発してしまう危険があります。例えば，うつ病の場合，通常は回復までに6～9カ月ほどかかるといわれています。

　b　服薬を自己判断でやめない

　向精神薬への抵抗感が強い患者さんが多いのですが，服薬については必ず医

師の指導に従ってください。また，治療の終了について自己判断はせず，医師の指導に従ってください。もし医師の判断に不満がある場合は，疑問や自分の意見を医師に告げ，よく話し合い，お互いに納得できるような結論を導き出すことが大切です。

　　c　患者さんを励まさない
　これはうつ病の場合ですが，外から見て本人のつらさがわかりにくいため，つい「頑張って!!」と励ましてしまうことがあります。しかし，患者さんは「頑張りに頑張ってダウンした」のですから，「頑張って」と言われると，ますます苦しいことになります。過剰な励ましも，逆に「怠け者」と非難されることも，患者さんには大きな苦痛となります。周囲から見て歯がゆいことがあっても，今は病気であることを理解し，温かく見守るようにすることが大切なのです。

(4) よい精神科医に出会うには？

　よい精神科医をどうやって見つければよいかは難しい問題です。どの科でも「よい先生」を見つけるのはなかなか大変なことです。大都市などでは医師過剰であり，よい医師を見つけることは容易かもしれませんが，地方では地元に精神病院が1つしかない場合もあります。その場合，選択肢がないのも現実です。将来，「病院機能評価」などのシステムが進めば，もっと客観的に医師や病院のよさを評価できるようになる可能性はありますが，現在では書店に並んでいる病院紹介の本や近所の方の話などが情報源となっているでしょう。
　まず，治療を受けなければならない病気の性質で，医療機関や医師がある程度制約されます。例えば入院の必要性がいつ起こるかわからないような性質の病気では，外来通院するにもできるだけ入院施設のある病院がよいでしょう。精神面の病気だけでなく，からだの病気を合併している場合は，からだの診療もできる総合病院や大学病院がよいでしょう。症状が軽く，会社勤めをしながら治療していく場合は，夜も診療しているクリニックのほうがよいかもしれません。このような条件は十分考慮したほうがよいと思います。
　次に見つけ方についてですが，現在治療を受けている患者さんの評判あたり

がかなり正確なのではないかと思われます。精神科医と患者さんとの相性の問題，適当な診察時間，依存的にならない医師患者関係，適切な薬物および精神療法を行っている医師が理想的でしょう。精神科医を受診し，すべての事柄を医師に頼りきって，そこから離れられなくなり自己解決能力が失われてしまう関係は，よい治療関係とはいえません。

　最後に，1つ注意すべきことをあげると，本当に「よい先生」の治療を受けている場合，患者さんは時々厳しいことを言われたり，つらい思いをすることがあるかもしれないということです。「本当によい先生だ。この先生はすべて私のことをわかってくれている」などと，医師のよい面ばかりが患者さんにみえているときは，かえって治療がうまく進んでいないことも多いようです。

3　受診してみると，どんなことが？

　医師から，まず主訴（いちばん困っている愁訴），既往歴（これまでにかかった身体疾患や精神疾患など），家族歴（家族構成や家族の病気の有無など），性格（外向的か内向的か，精力的か無力的か，几帳面かどうかなど），生活歴（学歴，職歴，結婚の有無など），現病歴（発病の具体的な契機，その前後の環境や精神身体状態の変化，その結果どのようになっていったのかなど）を尋ねられるでしょう。そのあとに，身体所見をとる医師と精神所見をとる医師がいます。どちらを先に行うかはそう問題ではありません。どちらの情報も重要だからです。総合的な判断を行うために評価される項目として，意識水準，知的水準，疎通性，感情接触，患者さん自身がもつ病気への態度や病気についての考え（病感・病識）などがあります。

　以上の情報に加えて，心理検査や臨床検査が施行されます。心理検査には，質問紙を用いて精神症状をチェックするものが多いです。臨床検査として，血液学的検査，頭部CT検査，脳波検査などが一般的です。

　これらの情報を総合して，診断をつけることになります。

4 精神科の治療とは？

　一般に精神科治療には，大きく分けて薬物療法，精神療法，そして最近盛んになってきた行動療法などがあります。

(1) 薬物療法

　精神科医がまず考えるのは，薬物療法です。症状にぴったり合えば，短期間に治療が終了する場合もあり，精神病に対しては必須な治療方法です。ただし，非精神病（神経症など）に対してはあくまでも対症療法にすぎず，不眠，イライラ，不安感，自律神経失調症状などの表面に出てくる症状を軽くしたうえで，精神療法の効果をあげる手伝いをしてくれるもの，と考えられています。「精神科のクスリはクセになる，飲み続けるとボケてくる」と一般の方はよく言いますが，服用量，期間さえ間違わなければ，現在使用されている薬はそんな怖いものではありません。自殺目的で多量服用しても，ベンゾジアゼピン系抗不安薬では，その目的を果たすことはまず不可能です。

　しかし，薬によって副作用があるものとないものがあります。比較的よく用いられ，ストレスによる多彩な症状に有効であるスルピリド（商品名：ドクマチール，アビリット，ミラドールなど）という薬は女性ホルモンを乱すため，母乳が出たり，生理不順になったり，不正出血がみられることもあります。また，抗うつ薬は口がとても渇いたり便秘になったりします。

　睡眠薬を飲みすぎると死ぬのでは，薬をやめられなくなってしまうのでは，という不安があるように思われますが，医師の処方に従って"正しく服用"すれば安全です。

(2) 精神療法

　一般に行われている精神療法は，支持的精神療法でしょう。「支える」とはどんな意味をもつのでしょうか。患者さんの適応力の根本的な変更をめざす洞察療法や行動療法とは異なり，支持療法の目標は患者さんがもっている本来の適応力を強化することにあります。精神科医は，外的ストレスや不安や破壊的

衝動を上手に扱うための患者さんの「防御機制」をうまく支えようと試みるのを目的として，これらに対抗し解釈し打ち勝とうとするのではありません。心身の発達の過程で獲得された不十分な防衛機制のために，ある種の代償作用なしには内的プレッシャーに耐えることができない患者さんがいます。これらの患者さんに対して，確固たる防衛機制を発達させるか，あるいはうまく機能していない防衛機制に添え木をしてあげることでもあります。

　支持療法によって患者さんの病状を悪化させることはほとんどありません。しかし，長い間患者さんの依存心を満足させ続けることで，精神科医は唯一の支えとなり，頼りきる存在となります。生活上の問題を解決する相談相手としてよりも，むしろうまく生きる方法を教えてくれる先生になっているのかもしれません。一時的にはこのような関係にあったとしても，最終的には患者さんが成長して，自ら判断や行動ができるようになることがゴールなのです。

(3) 行動療法

　行動療法は，目に見えないこころの内面を不確かに探るより，現実の行動パターンを改善したほうが早い，という治療方法です。人間も動物なので行動は条件反射の積み重ね，という概念がこの治療法の根底にあります。原因をあれこれ追求することなく，患者さんをプログラム化した行動にのせてしまうこの手法は，一部の患者さんには非常に魅力的に映ります。摂食障害，強迫性障害，パニック障害などに対して，有効な治療法ではないかと思われます。特に，従来治療困難とされてきた恐怖症などの障害に対して，行動療法は効果をあげています。

　特に行動療法の古典的な技法である「系統的脱感作法」（クライエントに恐怖を感じる場面をイメージさせ，そのイメージした刺激に対して恐怖を感じなくなるまで続け，それを段階的に強くすることで，最終的に恐怖感を取り除く方法）は，恐怖症への治療方法として非常に有効であることが知られています。

　生活習慣が原因である肥満，がん，心臓病などが増加してくるにつれ，行動療法は医学の分野でめざましい効果をあげています。肥満においては，日常の食事，運動などを自分で記録することにより，食行動や身体活動を修正する

「セルフコントロール法」や，それを自分で強化していく「自己強化法」などの治療法が存在します。ほかにも，ストレスのコントロールなどに行動分析の方法が活用されています。

5　その他の精神科治療法

(1) 集団療法

　この治療法は1対1の治療とは違い，数人の治療を受ける人と数人の治療者とがグループになって治療を行うものです。グループがもつダイナミックなこころの力を治療に生かすのです。これにはさまざまな種類のものがありますが，ビオンという人がはじめに試みたものでは，集団の中での人々の関係が人のこころに大きな働きをもたらす効果があります。

　多くの集団療法は，集団という設定においてこそ，より能率よく効果的に治療を行える問題がある，という考えのもとに発展してきました。家族療法や夫婦療法，集団行動療法の臨床家は，クライエント（患者さん）の他者との相互的な関わり合いを観察し，より効果的な反応パターンを気づく方法を学ぶよう彼らに働きかけます。

(2) 集団精神療法

　病気になるに至った悩みをグループで話し合い，振り返ります。幼い頃から現在までの家族との関係や家の在り方，他人との関係のとり方などが振り返りのポイントになるのです。自己の内面を見つめ，他者の内面を知る。またさまざまな情緒を共有する。このようなグループでの体験が，今まで気づかなかった自己の一面に気づく契機になります。また，現在の悩みや今後の生き方についても話し合います。

(3) デイケア

　退院後，働きたいが自信がない，勤めたが長く続かない，他人との付き合いがうまくできない，家にいても用事がないのでついつい朝寝坊したり昼間ゴロ

ゴロ過ごしてしまう。こういう方々のためにデイケア施設があります。朝，来院し，午前中は工場より委託された内職作業やカラオケ，ゲームなどを行います。午後は陶芸や革工芸などの創作活動やバレーボールなどのスポーツのプログラムなどがあります。すなわち，退院後に通院している人を援助するために行われるのです。

患者さんは社会や家庭の中でさまざまな悩みを抱きながら生活を送っています。しかし，その悩みについて話し合える機会を得ることは難しく，ゆとりのない日々を過ごしているのが現状です。デイケアは病気の人とスタッフがこころの問題を共に考えていこうとするところで，メンバーが社会の中で自己実現していく助けとなることをめざしています。

(4) 訪問看護

身のまわりのことや生活のリズムがうまくつかめない，家族がうまく患者さんを支えきれない，家族間でうまくいかない，交通機関の利用方法や役所などの公的機関のサービス内容がよくわからないなど，いろいろな在宅での療養上の問題に看護婦やケースワーカーが月に1～2度，自宅を訪問し，援助を行うのが訪問看護です。

(5) 作業療法

患者さんの早期退院と再発予防のため，作業療法士を中心に作業療法室や各病棟のデイルーム，グラウンドなどで行います。各々の患者さんの症状に合わせ，適切なプログラムを選んで，治療を進めていきます。

作業療法は，次のような目標で実施されます。

① 安定に向けての援助（活動を通じて気分転換，欲求充足を行い，情動の不安定さや思考，行動のまとまりのなさを調整すると共に，健康な機能を促進する）
② 対人関係の改善（患者さんのこころの葛藤を理解し，治療者との関係をもとに，他者とよりよく交流していけるような体験の場を作る）
③ 基本的な日常生活への援助（病気のために不規則になった生活の修正を図り，必要な生活技術の獲得をめざす）

④ 社会生活への援助（主体的な生活をめざし，よりよい社会生活が営めるよう援助を行う）

作業活動としては，園芸・農耕（最近，ガーデニングとか園芸療法といった言葉を耳にするが，土に親しみ植物などを育てるというこころを感じてほしい活動である），絵画・工芸・書（創作とか表現といった意味も含まれる。思いがけない作品に出会えるかもしれない），スポーツ・各種ダンス（体力の維持が中心である。ストレスは，常に発散させておきたいものである）などがあげられます。

6　入院の適応

どんな場合に入院治療が必要となるのでしょうか。厳密な定義は難しいかもしれませんが，患者さんの入院ルートからみた対象患者さんの特徴を考えてみましょう。もちろん，患者さんが現在どのようなタイプの病院に通院または受診されようとしているかによって，大きく異なるでしょう。ここでは，総合病院精神科を中心において，どのような患者さんが精神科に入院となっているかを考えてみます。

(1) 外来通院患者さん

総合病院精神科を通院している患者さんには，神経症圏内や抑うつ反応などの適応障害が多いです。不眠，食欲不振，不安，抑うつ気分，家族関係悪化などのため，休養入院や薬物調整を目的として入院しています。精神病圏の患者さんでも，医師と本人や家族との治療関係が良好で，総合病院で対応できると判断した場合は入院となっています。しかし，アルコール関連障害，急性期の統合失調症など，激しい興奮状態にある患者さんの場合，保護室を有する精神科専門の精神病院に入院治療を依頼することも多いのです。

(2) 総合病院（精神科以外）に入院されている患者さん

身体的な症状の治療目的で入院し，身体症状が改善したが精神症状がある場

合に紹介されてきます。内科や外科が特に多いです。また，がんなどの合併症があり手術が必要とされる場合，骨折などの整形外科的な疾患の場合，自殺企図での大量服薬で覚醒後の場合などに，精神科へ紹介される場合があります。

7 入院形態

精神科の入院制度には，任意入院，措置入院，医療保護入院，応急入院および仮入院があります。

(1) 任意入院

精神障害者本人の同意に基づく入院。この入院形態では，退院も本人の意思に基づくことが原則とされます。人権擁護の観点からも，また医療を円滑かつ効果的に行うという観点からも，できるだけ本人の同意を得て入院治療を行うことが望ましいといえます。一般医療における自由入院との違いは，本人が退院を希望した場合でも，精神保健指定医が入院の継続を必要と診断する場合には，入院治療の必要性を説明したり，今後の治療について家族などとの連絡，調整などにあてるために72時間に限り退院を制限できること，および閉鎖病棟で治療を受けるなど，一部行動制限が行われる場合があること，などです。

(2) 措置入院

入院しなければ自傷他害（自分を傷つけたり，他人に危害を加える）のおそれのある精神障害者に対して，知事の権限で行われる入院です。

また，急速を要し，措置入院の手続きをとることを待てない場合に，1名の精神保健指定医の診察の結果，自傷他害のおそれのある精神障害者であると判断されたなら，72時間だけ緊急措置入院させることができます。

(3) 医療保護入院

精神保健指定医が診察し，精神障害者の医療および保護のために入院が必要と認めたが本人の同意が得られない場合，保護者が代わりに入院に同意したと

きに限り行われる入院です。保護者は，後見人，親権者，配偶者，扶養義務を負う者（2人以上の場合には家庭裁判所で選任を受けた者），市区町村長（前記の該当者がいないか，保護を行うことができないときに限る）の中から1名選ばれます。1988年の法改正で，扶養義務者が同意者となる場合，まだ選任を受けていなくとも，選任を受けるまでの経過措置として28日間に限り，その同意で入院させることができるようになりました。

（4）応急入院

精神保健指定医が直ちに本人を入院させると判断する場合で，本人および保護者の同意が得られない場合に行われる入院です。この入院のために，都道府県ごとに厚生労働大臣の定める基準に適合する医療機関が指定されています。

（5）仮入院

精神保健指定医が診察の結果，精神障害の疑いがあってその診断に相当の時日を要すると認める者を，その後見人，配偶者または親権者，その他扶養義務者の同意がある場合に，本人の同意がなくとも1週間を超えない期間入院させるものです。

8 医療費

保険のきく病院を受診した場合，患者さん本人であれば2割負担，家族は3割負担で，薬2～3種類2週間分処方された場合，だいたい3,000～4,000円となります。これは薬の量によって変わってきます。カウンセリングクリニックのようなところは保険がきかない場合があるため，事前に保険が適用されるかどうか問い合わせをしたほうがよいでしょう。通院医療費公費負担制度を利用できる場合，市町村に申請すれば通常は5％の自己負担ですみ，300～400円の窓口支払いになります。通院医療費公費負担制度は医師の診断書が必要で，診断名と状態によって，誰にでも適用されるとは限りません。通常の医療費は精神科だからといって特別高いわけではなく，他科の病院と同じくらいだと思っ

てよいでしょう。入院の場合，総じて1カ月にかかる医療費は通常30万～40万円です。もちろん，保険がきくので，全額を支払うわけではありません。

9　今日の医療行動について－よりよい医師患者関係を期待して

(1) セカンド・オピニオン

　からだの病気であれこころの病気であれ，どんなに適切な治療をしても治りにくいものがあります。病院を変えるかどうかは，「よくなる，よくならない」よりも，「その病気を専門にしている医師の治療を受けているかどうか」によると思われます。精神病，神経症やうつ病を専門にしているのは精神科医であり，以下のように考えたほうがよいでしょう。

　まず，現在かかっている医師が内科医など精神科以外の医師であれば，一度，精神科医の診察を受けることを勧めます。精神面の症状を現在かかっている医師にきちんと話して，精神科を受診したいことを伝えてみましょう。できるだけこれまで飲んでいた薬などについて紹介状を持参するのが望ましいです。紹介状があると，その後の治療に役立つだけでなく，大学病院などでは事務的な手続きも円滑に運びます。その先生がどの程度精神科を専門としているかわからないし，病院を変わりたいと言い出しにくいことは少なくないと思われますが。一方，「一度，大学病院や総合病院で診てもらいたい」と話したら，意外とすんなりことが進んで紹介状をもらえたという話もよく耳にします。医師のほうも「精神科受診を勧めたかったが，勧めるのも悪いような気がしていた」ということも多いようです。

　もしどうしても言い出しにくければ，紹介状はなくても，とりあえず別の病院の精神科を受診していただくのがよいでしょう。これまでの経過や治療内容をきけば，現在の医師が精神科の専門家かどうかはだいたいわかるので，引き続き現在の医師にみてもらうのがよいか，病院を変わるのがよいか，アドバイスできると思われます。現在かかっている医師が精神科医であれば，例えば入院が必要である，特殊な検査が必要である，などの理由でその医師が別の病院に行くことを勧めない限り，患者さんのほうから病院を変える必要はないこと

が多いのです。どうしても心配であれば，別の病院で話をきくのもよいでしょう。もし違う治療方針の説明を受けたとすれば，どちらで治療を続けるかを考えてよいと思われます。

　医師とは違いますが，現在，サイコロジストやカウンセラーの治療を受けているという方もいます。もし症状がよくならず，かつ，もしこれまで一度も精神科医の診察を受けたことがないようであれば，一度精神科医を受診しておいたほうがよいと思われます。

　「病院を変える」ことはそれまで続けてきた治療が中断することになるため，適切でない場合，マイナス面のほうが大きくなる可能性があります。症状がよくならないと，ついつい新しい医師は違う治療をしてくれるのではないかと期待しがちですが，プラスとマイナスを慎重に考えてほしいものです。また，精神科での治療特有の問題として，治療でこころの問題を見つめるような面接が進んでくると，患者さん自身が「考えたくないこともしっかり考えて，こころの問題を越えていかなければならないような苦しい状況」を通る必要が出てくることがあります。このような時期には「あの先生にかかってもつらいだけだから病院を変えたい」と考えがちですが，実は治療上，最も重要な時期である場合も多いのです。病院を変えることを希望している患者さんから詳しく話をうかがうと，現在の精神科医の治療がこういう局面にさしかかっていると考えられることも少なくありません。この場合，この時期に病院を変えることはそれまでの治療を台なしにしてしまう可能性が十分あります。

　セカンド・オピニオンという言葉は，米国から出てきて，患者さんの自己決定権というか，自分でよりよい医療を受ける権利，自分で自分がよいと思う医療機関を選ぶ権利が前提となっています。一方，社会的にもいろいろな医療機関で多くの意見を聞いたほうが，行きすぎた治療に対する1つのガードになるという考えからできた考え方でもあります。

(2) ドクター・ショッピング

　不定愁訴という言葉は医療者の中では一般的になっていますが，これは西洋医学の概念では説明できない愁訴という意味をもっています。患者さんの立場からみれば，どこの病院を受診しても，病気を認めてもらえず，大変つらい病

気でもあります。精神科医の立場からみると、このような病気は身体表現性障害という診断カテゴリーに該当します。臨床経験の深い医師は、臨床ではこのような理路整然としない愁訴が数多く存在することは当たり前のことであると考えますが、医師によってはあまり歓迎されない患者さんとなります。あちこちの病院を転々とすることは、ドクター・ショッピングというネガティブな言葉として表現されます。このような患者さんの特徴として、病気が慢性状態に陥っている、医師の説明が十分に理解できない、医師の診断や治療に不信感がある、心理的な問題を多く抱えている、などをあげることができるでしょう。しかし、基本的には困って受診されている患者さんなので、その大前提としてよりよい医師患者関係を築き上げることに当初は最前を尽くすべきでしょう。例えば、予約時間を含めて外来診療上の約束を最低限守る、突然の来院にはあらかじめ診察できる時間を説明する、そういう嫌われている人がなぜ嫌われるのか、患者さんそのものに興味をもつということがあげられるでしょう。あるいは、そういう症状に対して医療者自身もあきらめないこと、謙虚さ、誠実さを失ってはいけないこともあるでしょう。なるべく感情的にならないように、ひと呼吸おいて平静なこころで患者さんに接していくことが、ひいては治療に反映されます。

　どの世界も同様に思われますが、人と人の関係は難しいものです。患者さんとの関係において、医師は生計を立てているので、好むと好まざるとにかかわらず、人との関係を無視して治療は成立しません。検査値の結果だけを伝えればよいのなら、それはロボットでもできることです。そういう意味で、ドクター・ショッピングはきわめて人間的な行動であり、この医療行動を防ぐことは難しいかもしれませんが、患者さんにとっても医師にとってもお互いよい関係を維持していくように努力していく必要があるのです。いつも気持ちよい関係で治療が進めば、結果的に病気もよくなるし、不安も解消されます。自分の都合ばかりで予約時間を変更したり、過度に医師に依存的となったり、治療上、関係のない個人的な問題に踏み込んだり、親戚の紹介や自分の社会的な地位を振りかざした受診などは嫌われるでしょう。

　どんなに社会的地位が高かろうと、どんな裕福な生活を送っていようと、患者さんは患者さんにすぎません。それ以上の駆け引きはなく、いろいろな関係

をむしろ整理し，場合によっては断ち切ることで，本来の自分を取り戻すことさえあります。一線を区切って治療に相互に専念できる関係が重要です。

佐藤　武（佐賀大学）

第Ⅱ章
総合病院精神科・神経科で扱うことの多い病気

1 自律神経？ 更年期？ どっちなの？ ……………… パニック障害

Q 40歳の女性です。2カ月前から、突然どきどきしたり、めまいが生じて、近所のかかりつけの医師に「自律神経の病気」と言われています。最近テレビで「更年期障害」の特集を見ていたら、同じような症状が話題になっていました。私の病気はどちらでしょうか。なお、月経周期は順調です。

A 突然、心臓がどきどきしてめまいが生じて病院や診療所の内科や耳鼻咽喉科を受診したものの、通常の検査では異常が見つからず、後日に行われた24時間心電図などの精密検査でも問題がないと診断されることは、取り立てて珍しいことではありません。

症状

動悸（心臓がどきどきすること）、心悸亢進ばかりでなく、過呼吸、または発汗、震え、胸痛または胸部不快感、吐き気、めまい感やふらつきといった自律神経性の刺激による症状は、「パニック発作」と呼ばれ、「パニック障害」の症状である場合があります。パニック障害は、かつては、不安神経症あるいは心臓神経症と呼ばれていました。また、さまざまな身体症状を呈するために

●表1　パニック発作の代表的な症状

1）動悸、心拍数の増加
2）発汗
3）震え
4）息切れ、息苦しさ
5）窒息感

●表2　パニック障害の代表的症状

1）予期しないパニック発作が繰り返し起こる。
2）パニック発作が起こることへの心配が消えない。
3）死んでしまう、または気が違ってしまうのではないかと心配する。

「自律神経失調症」や「更年期障害」といわれている方の中に，パニック障害の診断基準を満たす方が含まれています。会社員や学生の場合，乗り物や会議室，体育館などで症状が出現しやすく，主婦や高齢の方では夜間1人で留守番しているときにも発作が出現します。動悸や息苦しさが突然生じるパニック発作が先行し，そのあとに「また同じような症状が起こったらどうしようか」と不安になったり，乗り物に乗ったり会議室に長時間座っていることができないなどの症状が引き続き生じます。美容院や歯科に行けないという方も少なくありません。また，家族や知人の病気やけがをきっかけとして発病することもあります。通常，これらの症状は，専門医によってパニック障害と診断されます。

原因

明らかなからだの病気が見つからず，発症には心理的あるいは環境的な要因が影響することが多いようです。

治療・対処

抗うつ薬や抗不安薬を中心とした薬物療法が有効です。最近では，SSRI（選択的セロトニン再取り込み阻害剤）といわれる副作用の少ない新しい薬が使用できるようになりました。専門医にかかれば診断も治療も円滑に行われる疾患の代表です。しかし，症状の背後にある精神状態や生活状況により，治療方針が異なる場合もあります。最初は病院や薬を頼る必要があっても，いずれは薬に頼らないでやっていけることを目標としたいものです。

（篠原医院　篠原　隆）

2 なまけ病なの？　悩んじゃう………　うつ病

Q 35歳，男性です。転勤してから，からだがだるく，いらいらしたり憂うつになるので休みがちです。内科をはじめ，いろいろな病院でからだのあちこちを診てもらいましたが，「検査に異常がない」と言われて困っています。なまけ病なのでしょうか。

A なまけ病ではありません。疲れがたまれば誰でも，憂うつになったり，いらいらすることはありますが，2週間以上も続くようであれば，うつ病というれっきとした病気です。うつ病は日本人の5％がかかっているといわれ，特に珍しい病気というわけではありません。しかし，検査でわかるものではなく，他人から見てわかりにくいので，誤解を受けやすい病気です。

症　状

うつ病には，大ざっぱに分けて2つの種類があります（表）。

1つは，いわば「エネルギー切れうつ病」ともいえる，生活していくためのエネルギーが切れた状態のうつ病です。専門家は内因性うつ病と呼びます。憂

●表　南によるうつ病の分類

	エネルギー切れうつ病（内因性うつ病）	人間関係うつ病（神経症性うつ病）
性格	まじめ，几帳面，多少融通がきかない。	神経質，人を頼る傾向がある。
発病	きっかけはあるが因果関係ははっきりしない。	直接うつを起こす原因がある。
言動，表情，生活	しゃべれない。暗く沈んだ表情。仕事の能率がかなり低下した状態が続く。	症状を訴えることはできる。状況によって表情や言動が変わってくる。仕事の能率の低下は大きくない。
症状	不眠，食欲不振，体重の減少などからだの症状が大部分にみられる。はっきりとした対象のない不安焦燥感がある。悪いことはみな自分の責任と思いがち。死にたくなる（自殺念慮）こともしばしばある。	こころの症状に比べからだの症状が乏しい。症状はまわりの影響を受けやすい。悪いことは周囲が悪いと思いがち。
一日の変化	朝が悪い。	どちらかといえば夕方が悪い。
経過	治療で数カ月で回復することが多い。	環境が変わらないと長びくことがある。
治療	抗うつ薬が有効。	抗不安薬，環境調整など（抗うつ薬は補助的）

うつな落ち込んだ気分，好きだったことに興味がなくなる，やる気・集中力の低下などのこころの症状，疲れやすい，眠れない（特に朝早く目が覚める），食欲や性欲の低下などのからだの症状が出てきます。自分のすることに自信がもてなくなったり，みんな自分のせいだと考えがち（自責的）になるのも特徴の1つです。

一方，もう1つは，「人間関係うつ病」ともいえる，神経症性うつ病と呼ばれているもので，軽いうつ病とほとんど同じ症状が認められます。いらいらすると他人を非難しがち（他責的）になります。

原　因

「エネルギー切れうつ病」は，もともとまじめ，几帳面，多少融通のきかない性格の人が，転勤，引っ越し，病気や家庭内での葛藤などのストレスを契機として発症します。

「人間関係うつ病」は，もともと他人との付き合いが苦手な人が，おもに人間関係のストレスでうつ状態になるものです。

治療・対処

回復のためにはまず，できるかぎりからだを休め，エネルギーが補充されるのを待つことです。なかなか休みがとれない事情もあるでしょうが，ストレスは必要最小限に減らして，無理をせず，頑張ろうとしないことが重要です。さらに，精神科，神経科，心療内科などこころの病気の専門医の診察を受け，抗うつ薬などの処方を受けることを勧めます。薬は飲み始めてすぐ効くものではなく，1～2週間程度継続しないと効果が十分出ません。効かないからと自分の判断で薬を中止しないこと，また症状が改善してきても，医師と相談してOKが出るまで服用を続けてください。「人間関係うつ病」では，抗うつ薬や抗不安薬もある程度は効果がありますが，カウンセリング，人間関係をうまくこなす練習や環境の調整が特に有効です。

多くのうつ病は治療開始3カ月くらいで安定し，半年から1年間程度の治療で元のように回復しますが，時に長びいてしまうことがあります。その場合には，症状と折り合いつつ，しかし，自分でできることはするようにして，焦らず，じっくりと治療していくことが大切です。

（浦安市川市民病院：メンタルクリニック　南　雅之）

3 生きているのがつらくなった………　自　殺

Q ❶私は50歳で，自営業を営んでいます。このところ商売がうまくいかず，資金繰りもギリギリです。夜も眠れず，お酒の力をかりて寝ている始末です。もう何もかも終わりにして，死んでしまおうと思っています。
❷私は75歳の男性です。1年前に脳梗塞を患い，半身マヒになってしまいました。もう生きていてもしかたがないので，死んでしまいたいと真剣に考えています。

A 　この数年，自殺で亡くなる人が増えています。最近は経済問題と自殺の関係が強調されていますが，経済がよくなると自殺が減るかというと，それほど単純な問題でもありません。社会的な問題も大切ですが，「死にたい」とか「消えてしまいたい」などと考えたり，訴えたりする場合，精神科的な問題にもっと目を向ける必要があることがわかっています。

原　因

表1に自殺の原因を示しました。また，表2に自殺について知っておいたほうがよい知識を示しました。参考にしてください。

自殺で亡くなる人の原因で最も多いのが，治療されていないうつ病によるも

● 表1　自殺の原因

1) 精神病による自殺：幻覚（死ねといった幻聴）や妄想にしたがって自殺してしまいます。精神科での治療が必要です。抗精神病薬が幻覚や妄想を抑えます。
2) うつ病による自殺：うつ病の一症状"死にたい気持ち"によるもの。うつ病の治療で改善します。お酒はうつ病を誘発したり悪化させます。
3) 衝動的な自殺：けんかやトラブルのあとに，衝動的に自殺（ここでもお酒が衝動性を高めることがわかっています）。繰り返し自殺を繰り返す方がいますが，人格障害などの性格の問題が隠れていることが多いです。ある種の認知・行動療法が衝動性に一定の効果があるようなので，人格障害で悩まれている患者さんや家族は主治医と相談してみるとよいでしょう。
4) 合理的な自殺：重いからだの病気にかかったときに，「死にたい」と思うのは一見合理的ですが，うつ病が隠れていることがほとんどです。からだの病気に伴ったうつ病も治療可能です。したがって，うつ病の治療で死にたい気持ちは改善します。精神科の病気がなくて「死にたい」と言った場合，その気持ちが長く持続することはないようです。家族・友人などのサポートで改善することが多いです。

のです。自殺はうつ病の症状の1つです。したがって、うつ病が治療されると、死にたいといった気持ちもなくなります。つまり、うつ病の治療により自殺は予防可能なことが多いのです。❶の方は、うつ病の症状の1つの「死にたい」気持ちになっています。したがって、うつ病の治療を受ければ死にたい気持ちは改善するはずです。

　お酒の問題も話しておく必要があります。お酒は実はうつ病を誘発したり、うつ病を悪化させたりする強力な"薬"だと認識してください。眠れないとお酒を飲む方がいますが、かえって眠りの質を悪化させることもわかっていま

● 表2　自殺について知っておいたほうがよい知識

●**自殺で亡くなる人と交通事故で亡くなる人はどちらが多い？**
　自殺で亡くなる人のほうが多いです。交通事故で亡くなる人は年間10,000人前後ですが、自殺で亡くなる人は30,000人を超えています。死亡順位は全体で第6位です。

●**自殺未遂の人は多い？**
　自殺で亡くなる人の数十倍自殺未遂を行う人がいます。救急外来や救命救急センターには頻繁に自殺未遂の患者さんが搬送されてきます。したがって、救命救急センターで精神科医を見かける機会は多いはずです。

●**自殺未遂をした人は再度自殺しやすい？**
　再度自殺しやすいのがわかっています。自殺未遂を行った人の10〜20％が将来的に自殺で亡くなるようです。自殺未遂を行った人は少なくとも8年間は他の人より自殺で亡くなる確率が高い、との報告もあります。自殺未遂のあとには、きちんと精神科的な治療・評価を受けることが大切です。

●**自殺未遂の人は、病院で「助かってよかった」と言う？**
　約3分の2の方は、からだの応急処置後に「助かってよかった」と言います。救命救急センターに入院した方が退院する際には、ほとんど全例が「助かってよかった」と言います。

●**自殺には前兆がある？**
　前兆徴候はあるといわれています。「それに気づくように」と言われたり、本を読んだりした方もいると思いますが、不可能なことが多いです。自殺されてはじめて、あれが前兆だったのだなと気づくことが多いようです。したがって、家族が、自殺の前兆を見逃したと自身を責める必要はありません。

●**自殺の治療費は健康保険の給付対象？**
　自殺に関する治療費は原則的には給付の対象にはなりません。ただし、精神疾患による自殺は行為に対する認識がないものと判断され、保険給付の制限はありません。法律上は療養費の給付は原則的には禁止されていますが、実際には柔軟に対処されており、あまり問題となることはないようです。

す。❶の方は、お酒がうつ病の症状をより悪化させていたのだと推察されます。不眠もうつ病の代表的な症状の1つです。

❷は一見「合理的」な死にたい気持ちと考えがちですが、その考えは誤りです。最近の研究では、重い病気に伴って死にたいと考えるのはやはりうつ病の症状の1つだということがわかっています。

治療・対処

からだの病気に伴ううつ病も治療可能ですので、うつ病の治療を行うことで、死にたいといった症状もとれますし、前向きな気持ちでからだの病気の治療を受けることができます。生活の質も向上します。精神科の病気がなくても「死にたい」と考える方がいますが、その気持ちは長くは持続しません。家族や友人のサポート、あるいは痛みの治療などにより、死にたい気持ちがなくなることが多いようです。

(ミネソタ大学精神科　岸　泰宏)

4 物忘れがひどくて心配 　痴　呆

Q 70歳になる姑のことが心配です。数年前から財布の置き場所を忘れることが目立つようになりましたが、最近では食事をすませて1時間くらいあとに「まだ、食事をしていない！」と訴えることがあります。痴呆が始まっているのでしょうか。

A 物忘れは、日常生活にはつきものです。約束や原稿の締切日を忘れることは、決して珍しくありません。しかし、仕事に深刻な影響を与える物忘れや、自分が調理した料理を出し忘れたりするようになると、病的かもしれません。ここでは、痴呆を代表するアルツハイマー病を中心に解説します。

症　状

アルツハイマー病になると、鍵をテレビの上に置き忘れるのではなく冷蔵庫にしまったり、洗濯機に買い物かごをしまったりという不適切な置き場所の間違いが起こるようになります。会話中に、簡単な言葉が出ず、意味の異なる言葉におきかえてしまい、話が通じにくくなります。日時がわからなくなり、自宅近くで道に迷ってしまう「見当識障害」はよくみられる症状です。簡単な計算が困難になることもしばしばです。進行すると、自発性がなくなり、話しかけてもあまり反応しなくなってしまいます。

原　因

アルツハイマー病は本来は初老期に生じる大脳の変性疾患で、痴呆を主症状としています。その後、老人性痴呆にも同じ変性が生じていることが明らかになり、アルツハイマー型老年痴呆と呼ばれるようになりました。なぜ変性が生じるかについては、まだはっきりわかっていません。

治療・対処

「まだ、食事をしていない！」と訴える場合は、「もうすぐだからね」などと話しかけ、日頃から本人の好きなお菓子などを用意しておいて「もうちょっとでできるから少しだけ我慢して」とご機嫌をとる方法もあるようです。また、なくした財布などは一緒に捜して、本人に発見してもらうようにすることで、

物を盗られたという妄想を防ぐことができるかもしれません。「盗った，盗らない」という争いは感情的な行き違いを生じて，事態を面倒にする可能性があります。こころとからだの能力の衰えについて，いちばん不安になっているのは本人だと思われます。叱ったり争ったりせずに，不安の解消をしてあげることを優先したいものです。

　対応のポイントは表にまとめましたが，まずは専門医の診断をきちんと受け，個別の対応についてご相談ください。さらに，介護保険の利用を市町村に申請して，訪問看護や施設のショートステイなど積極的に利用することも一考してください。なお，一部のうつ病や他の精神・神経系の疾患とまぎらわしい場合もありますので，専門医の診断なしに痴呆であると決めつけないようにしましょう。

●表　アルツハイマー病への対応のポイント

- ●事実関係で争わない。
- ●叱責や非難をしない。
- ●不安をくみとり，解消する。
- ●勘違いなどを否定しない。
- ●安全確保の工夫をする。

（篠原医院　篠原　隆）

5 統合失調症(精神分裂病)って何？ 統合失調症(精神分裂病)

Q 私の妹が先日入院し、「分裂病」といわれました。分裂病とはどのような病気でしょうか。今後の関わり方の心得を教えてください。

A 「精神分裂病」という病名は誤解されやすいので、「統合失調症」に変更されました。100人に1人弱の発症で、日本では72万人（1996年）が治療を受けており、そのうち20万人が入院しています。1～3割の方は生活場所がないための社会的入院と考えられています。近年4割程度は治り、再発防止がテーマです。

症状
幻覚や妄想、活動性低下があります。過敏で漠然とした不安だけが続き、統合失調症の治療がなされず苦しんでいる場合があります。幻覚や妄想が生々しいときには、患者さんは強い現実性に圧倒されますが、次第に現実の声と区別できるようになります。

原因
神経から神経に情報を伝える神経伝達物質が過剰になっているのだという仮説が有力です。薬物療法はこれを調節します。遺伝について心配される向きもありますが、遺伝的に同じ条件（一卵性双生児）でも発病の一致率は50％程度です。遺伝子だけでは発病しません。よくない育児など、親のせいで発病しているのでもありません。発病契機は重要ですが、原因を追求することが治療上のメリットはつながるわけではありません。

治療・対処
気長に継続する薬物療法と心理社会的治療が重要です。発病して2～6カ月の急性期のあと、安定化する時期となり、次に安定した時期となります。よくなるとどうしても薬をやめたくなります。やめて再発することが多く、服薬は経過を左右する重要な要因です。症状消失してから最低1年を維持し、その後、徐々に減量していく慎重な対応が欠かせません。再発の場合には、次の再発防止目的で服薬維持が必要です。近年、副作用の少ない新薬が出ています。また、

疲れやすい，集中できないなどの生活上の障害があり，神経を徐々に社会の風に慣らしていく場（デイケア，作業所など心理社会的治療）が重要となります。

　発病してからの経過の中で，患者さんの行動が，病気によって奇妙だったり自殺や暴力の危険が感じられることがあります。このときは，冷静で簡潔な話し方で状況を整理し，受け入れの限界を示し，医療機関や保健所，時に警察の援助が必要なこともあります。

　患者さんと言い争ったり，患者さんを軽蔑したり脅したりするのはもちろんいけませんが，逆に過剰に憐れんだり，同情して感情的に巻き込まれることも，患者さんの不利益となります。

（長野赤十字病院　髙橋　武久）

6　不自然なことを言うんです　　せん妄

Q　82歳の祖母が心臓の病気で入院しました。家にいるときは家事を手伝ったり，老人クラブの催しに積極的に参加して元気だったのですが，入院したためか毎日十分に眠れず，3日目の夜から夜間に表情がきつくなり，落ち着きがなくなり，じっとしていられずうろうろ歩き回ったり，奇妙なことを言うのです。翌日になると比較的すっきりした表情にもどり，前の夜のことは覚えていないようです。ボケが始まったのではないかと心配です。

A　これは「せん妄」である可能性があります。せん妄は脳血管性痴呆，脳梗塞などの脳血管障害のある方で起こりやすく，一般病院では入院患者の数パーセントにみられ，特に70歳以上の高齢患者では，その発生頻度が飛躍的に高くなるといわれています。

症　状
軽度の意識障害，つまり寝ぼけたような状態に加えて，錯覚や幻覚，異常行動が加わって起こる意識変容状態です。カーテンや壁に人や動物の姿が見えたり，声が聞こえたりします。話はするものの全然理解しておらず，調子に波があり，はっきりしていたかと思うととんちんかんになります。ここがどこか，現在はいつなのかがわからないため，行動にも言動にもまとまりがなくなります。「夢と現実が入り乱れた状態」といってよいかもしれません。

原　因
全身麻酔の手術のあと，病室という非日常的な環境下におかれたとき，点滴やおしっこを出すためのチューブの挿入などからだに不愉快な感覚が起こるとき，また眠れなくて生活リズムが狂ったときにも起こりやすくなります。また，お酒やある種の薬物の使用などによっても起こってきます。忘れてならないのはがんの患者さんです。痛みや苦痛のみならず，精神的な不安や抑うつなどが重なり，特に進行したがん患者さんでは高率にせん妄がみられます。

治療・対処
日中は明るくし夜は暗くし，1日のメリハリをつけること。テレビやラジオ，

新聞などにより刺激を与えることも有用です。また入院している場合は早期から家族，知人が面会し，付き添いの時間を増やして刺激をすると同時に安心感を与えることも大事です。

　不眠があるときにはやはり薬で眠れるようにすることが必要になります。その際は遠慮なく病院サイドに声をかけましょう。

〔山形県立中央病院　東谷　慶昭〕

7　からだの病気のストレスなの？……身体疾患に伴う精神症状

Q 32歳の女性です。7年前から，こうげん病といわれて内科に通院しています。薬が変わってからいらいらして，夫とけんかばかりしてしまいます。病気のストレスでノイローゼになったのでしょうか。

A 身体疾患に伴って生じてくる精神症状の場合，どの身体疾患にはどの精神症状というような特定の決まった症状というものはなく，患者さんによって多種多様でいろいろな症状が現れます。ですから，同じからだの病気をもっていて同じ薬を飲んでいても，同じようなストレスを感じていても，その個人によってそれぞれ違った症状が出現します。しかし共通する症状もあります。

症　状

身体疾患を有したすべての患者さんは不安や恐怖感を抱いています。病気がよくなるのか，経済面や家族への負担が大きいのではないか，仕事に復帰できるのかなどの心配から，気持ちが落ち着かなくなるものです。そして気分が暗くふさぎ込む場合も少なくありません。表1に代表的で頻度が高い精神症状を紹介しましたが，これらの判断には専門家の診察が必要です。

また，体調不良と心理面の不安定さを感じると「私は心身症ではないですか」と心配して相談されるケースが多いので，心身症について簡単に説明します。

● 表1　身体疾患に伴う精神症状

一般的に多くみられる精神症状（心理的な反応によるもの）
1) 不安−恐怖状態：胸がどきどきして落ち着かない気持ちが続きます。
2) 抑うつ状態：気分が暗く落ち込んで，晴々としない感情が続きます。

症状性もしくは薬剤性の要因が強いときに出現する精神症状
1) せん妄状態：意識状態が不安定になり，不自然な言動がみられます。
2) 幻覚・妄想状態：実際に存在しない物が見えたり，声が聞こえたりします。また，現実にはあり得ない考えにとらわれてしまいます。
3) 抑うつ状態：意欲がなくなり身のまわりの動作もできなくなります。
4) 躁状態：気分が爽快で万能感にあふれ，異常に活動的になります。

● 表2　心身症の主な疾患

1）循環器系：本態性高血圧，不整脈	8）皮膚系：皮膚掻痒症，アトピー性皮膚炎，円形脱毛症，アレルギー性皮膚炎
2）呼吸器系：気管支喘息，過呼吸症候群	9）耳鼻咽喉科系：メニエール症候群，慢性副鼻腔炎，アレルギー性鼻炎
3）消化器系：消化性潰瘍，慢性胃炎，潰瘍性大腸炎，慢性膵炎，慢性肝炎，神経性嘔吐症	10）眼科系：中心性網膜炎，原発性緑内障，眼底出血
4）内分泌・代謝系：肥満症，糖尿病，甲状腺機能亢進症	11）産婦人科系：月経困難症，無月経，機能性子宮出血，更年期障害，外陰掻痒症
5）神経系：片頭痛，自律神経失調症，筋緊張性頭痛	12）小児科系：小児喘息，周期性嘔吐症
6）泌尿器系：夜尿症，神経性頻尿，インポテンス	13）口腔系：顎関節症，再発性アフタ口内炎，口腔異常感症
7）筋・骨格系：慢性関節リウマチ，頸腕症候群，ムチ打ち症	

● 表3　症状性精神障害の原因になる身体疾患

1）**急性感染症・高熱疾患**：インフルエンザ，麻疹，結核，肺炎，敗血症など
2）**内分泌疾患**：下垂体障害（シモンズ病，シーハン症候群），甲状腺疾患（機能亢進症［バセドウ病］，機能低下症［粘液水腫］），副甲状腺機能低下症，副腎皮質機能障害（機能亢進症［クッシング症候群］，機能低下症［アジソン病］）など
3）**膠原病**：全身性エリテマトーデス，慢性関節リウマチ，強皮症，ベーチェット症候群など
4）**代謝性疾患**：糖尿病，尿毒症，電解質異常など
5）**神経疾患**：多発性硬化症，筋萎縮側索硬化症，パーキンソン病など
6）**心疾患**：本態性高血圧，虚血性心疾患，うっ血性心不全など
7）**消化器疾患**：消化性潰瘍，膵臓疾患，潰瘍性大腸炎，過敏性大腸症候群，肝疾患など
8）**腫瘍性疾患**：膵がん，肺がん，慢性リンパ性白血病，脳腫瘍など
9）**その他**：悪性貧血，動脈硬化症など

● 表4　精神症状を発現する可能性のある薬剤

抗圧剤：レセルピン，塩酸プロプラノロール，塩酸ヒドララジンなど
副腎皮質ホルモン：副腎皮質ステロイド剤，合成ACTH
抗パーキンソン薬：レボドーパ，メチルドーパ，アマンタジン，ブロモクリプチン
抗結核剤：イソニアジド，エチオナミド，エタンブトール
抗精神病薬：ハロペリドール，フルフェナジン，塩酸クロルプロマジン
抗不安薬：ベンゾジアゼピン系
抗けいれん薬：フェニトイン
その他：シメチジン，ジギタリス製剤，塩酸エフェドリン，インターフェロン

心身症は今まで説明してきた問題（身体疾患→精神症状）に似てはいるのですが，本質的には心理的問題→からだの病気という図式になるのです。つまりからだの病気の原因および治療のうえで心理的要因が重要な役割をもつからだの病気のことです。代表的なものを表2に示しました。しかし，からだの病気に伴う苦痛がストレスになって精神に悪い影響を与え，さらにからだの病気が悪くなるという悪循環を生じる場合もあります。これは表2と表3で重複する疾患があることからも理解できるでしょう。

原　因

からだの病気に伴って生じてくる精神的な不調には，いろいろな原因が考えられます。からだの病気自体が脳に負担をかけることで脳の働きが変調をきたし，各種の精神症状が現れることがあります。これは症状性精神障害といわれています。またからだの病気を治すために用いている薬が影響して脳の働きを変化させることもあります。これは薬剤性精神障害と呼ばれます。そして，心理的なストレスによる場合もあります（心因性精神障害）。これらの原因はお互いに影響し合うので，どの問題が直接に作用したのかを厳密に区別することは，現在の医学では困難です。したがって，精神症状の発現時期と身体疾患の性質や重篤度，身体疾患の経過および治療内容の変化，そして患者さんの性格とストレス要因などから総合的に検討して判断します。

1番目の症状性精神障害を起こしやすい身体疾患を表3に，2番目の薬剤性精神障害を起こす可能性のある薬剤を表4に示しました。3番目の心因性の場合は身体疾患の種類には関係なく，生来の性格傾向や環境要因が影響します。

治療・対処

ここまでに述べたように，精神とからだはお互いに関連し合っているのです。ですから，からだの病気の担当医と精神科医とが連携して患者さんの治療にあたることが理想的な治療といえます。そしてこのような連携診療が可能な場が総合病院であるともいえるのです。

（東海大学八王子病院精神科　青木孝之）

8 移植治療に伴う気分の変化はどうすればいいの？　　移植医療

Q 40歳の息子のことが心配です。腎不全のため，長兄から腎臓の提供を受けましたが，しばらくして拒絶反応のため移植された腎臓を摘出しました。その後，ふさぎこんでしまい，食欲もありません。人に会いたくないと言い，透析の日以外は外出もしなくなりました。こういう場合も精神科で診てもらうべきなのでしょうか

A 科学技術の発達とともに，個人の過去の体験どころか，人類のこれまでの知と経験の蓄積に照らしても，対処の難しい問題がたくさん生じています。医療も例外ではありません。クローン技術・生殖に関する技術の進歩，遺伝情報の解明，移植医療の発達などは，患者さん本人のこころの問題を生じさせるだけではなく，家族にも深刻な影響を与えます。ここでは，移植医療に伴うこころの問題を説明いたします。

症状

表1に，腎臓移植における患者さんの心理状態の変化を示してみました。まずドナー選択をめぐって「欲しいけど…無理に頼むこともできない」「ありがたいが…（移植後）ドナーのからだに何かあったら申し訳ない」という心理的葛藤。移植が決まってホッとすると同時に「（ドナーや自分の）体調が変化して移植ができなくなったらどうしよう」という移植実現への不安，「移植手術が本当に成功するだろうか」という手術への不安・緊張を抱きながら移植を迎えます。移植後，透析をしなくてすむという大きな解放感を感じることができるものの，術後に使用される薬剤の副作用，手術部の痛み，頻尿など身体的苦痛に耐えながら，拒絶反応が起こる不安と戦わねばなりません。退院後も拒絶反応への恐怖が強いあまり，ささいな身体的不調や検査値の変化を過剰に心配

●表1　腎臓移植における心理状態

移植前期	透析の苦痛，ドナーへの心理的葛藤，移植実現への不安
移植期	移植手術への不安，拒絶反応への不安・恐怖
移植後期	免疫抑制剤の影響，社会復帰への不安，腎脱落時の落胆，再透析への不安

して連日のように病院を受診したり，逆に自宅から出られなくなることもあります。前述したように実際に拒絶反応が出現して移植腎が失われた場合には高頻度に抑うつが出現しますし，たとえ移植が順調であっても"長年の透析から解放された新しい自分""さまざまな副作用のある免疫抑制剤を服用し続けねばならない移植者としての自分"を模索する中で，思わぬつまずきが起こる場合もあります。

原　因

"移植はジェットコースターのように期待と不安に満ちた体験"といわれているように，移植治療は臓器不全からの治癒という希望に満ちた治療であると同時に，さまざまなストレスを強いられる治療でもあります。移植を決意しドナーを選択する最初の段階から，患者さんをとりまくストレス状況は始まっています。

このように次々に種類の異なるストレスにさらされ続けるわけですから，いつも問題なく乗り越えていけるとは限りません。時には適応障害，抑うつ状態といった精神科の病気につながることもあります。また忘れてならないのは，移植治療にはつきものの免疫抑制剤やステロイドなど薬剤の影響で抑うつ状態をはじめとする精神症状が生じている可能性があることです。患者さんの苦悩が長期に続いている場合，ぜひ専門家に相談されることをお勧めします。

なお，これまで日本において移植治療というと，腎臓移植，骨髄移植，生体からの肝臓移植が中心でしたが，今後は臓器移植法に基づいた脳死からの臓器移植も増えてくると考えられます。一口に移植治療といってもそれぞれ状況は大きく異なりますが（表2），いずれの移植治療においても，患者さんが臓器不全という重い病態を抱えていること，他者から移植片を譲られなければ成り立たない治療であることは共通しています。

● 表2　骨髄移植病棟における精神障害発現率

不安・抑うつを伴う適応障害	22.5%
気分障害	7.5%
離人性障害	5.0%
短期精神病障害	2.5%
せん妄	2.5%

治療・対処

　腎臓移植後，不幸にして拒絶反応のため移植された腎臓を摘出しなければならなかった場合，ほとんどの方が抑うつ状態になると報告されています。落胆のあまり「何のために苦労して移植を受けたのか」と後悔し，人によっては「元気になれなくて，（ドナーに）申し訳ない」と自分を責めることもあります。これらの心情は無理からぬことですので，まずは自然に患者さんの気持ちが安定するまでそっと見守ってあげるという姿勢が必要です。ただし時間が経過してもふさぎこんでいる状態が改善するきざしがなく，食欲不振や不眠も加わっている場合には，精神科に相談したほうがよいと思います。精神科のアドバイスや薬が気持ちを和らげるのにとても役に立つ場合があります

　どの移植においても，ドナーになる方，家族に対する心身両面でのケアが必須と思われます。移植治療には多くの困難があることを理解したうえで，段階ごとに起きる不安をやわらげて希望をつなぎ，つまずきや落胆からの立ち直りを支えていくことが精神科の大きな役割だと考えています。

（都立駒込病院神経科　赤穂理絵）

9 眠れないのは不眠症？　不眠症

Q 43歳，男性，不動産会社で事務の仕事をしています。2カ月前に人事異動があり，それから夜半に目が覚めることが多いです。これは，不眠症という病気なのでしょうか。

A 不眠症とは「眠れないことを苦しみ，翌日の社会生活が障害されるもの」であり，診断や治療に関しては，日中の生活の中でどれほど不自由に感じているかがポイントです。したがって，眠れなくても働ける，動けるという人は不眠症ではないことになります。

症状

眠れないことは大変苦しいことであり，成人の4人に1人は何らかの不眠の訴えをもっているといわれています。いちばん多いのが「夜中途中で目が覚める」で，次に「なかなか寝つけない」「朝早く目が覚める」が多いようです。

原因

眠り以外の症状に注意することがポイントになります。

1）からだの症状がないか

痛みやかゆみがあるとき，心臓や呼吸器の病気があるとき，おしっこが近いときにも眠りは障害されます。寝つく頃に脚がむずむずするのは貧血や腎臓病の方に多く，脚がピクンとけいれんしてなかなか眠りに入れないこともあります。いびきがひどく，呼吸が10秒以上止まることで眠りが浅くなり日中に強い眠気が出ることがあります。これは中年以降の男性に多くみられ，睡眠時無呼吸症候群と呼ばれます。脳に十分な酸素がいかなくなるために循環器や自律神経にも影響を及ぼすと注目され，最近では検査法や治療法も確立されてきました。

2）こころの症状がないか

さまざまなこころのストレスにより眠りは障害されますが，特に眠れないだけでなく，食欲もない，働く意欲が出ない，気分がさえないときにはうつ病が疑われます。この場合，気分は朝に悪く，夕方から夜には軽くなることが特徴

です。寝つきはよいが途中で目が覚める、そのあと眠れない、よくないことばかり考えてしまう、という症状が2週間以上続きます。適度なアルコールは寝つきをよくする作用があります。しかし毎日飲んでいると量が増えてきて、アルコールが切れたときにぱっと目が覚めてその後眠れなくなるという、アルコール依存性の不眠も知られています。やはり休肝日を設けて適量をたしなむ工夫が必要です。

3）睡眠のリズムはくずれていないか

もともと人は約25時間のからだのリズムをもっていて、それを24時間の中に同調させて生活しているといわれています。その際、リズムは朝スタートします。つまり「早寝早起き」ではなくて「早起き早寝」であり、朝にゆっくり寝てしまうとその晩には眠りにくくなる可能性があるということです。体温は朝起きる前から上昇が始まり、眠る前に体温は下降し始めて準備をします。このリズムがくずれると、朝方3～4時頃にならないと眠れず起きるのはお昼頃になるとか、毎日起きる時刻が約1時間ずつ遅くなるとか、また交代勤務の人の場合なかなか眠れないなどの症状が出現してきます。また痴呆老人では脳細胞が障害されることによって生活リズムが乱れてくることも知られています。

治療・対処

上に述べたように、睡眠は1日のリズムの上に組み込まれています。したがって自分でできる不眠対策としては、次のようなものが考えられます。

① 朝は毎日同じ時刻に起きる。
② 朝起きたら光を浴び、朝食をとる。
③ 夜には強い運動をしない。コーヒーなどカフェインを控える。
④ 枕や部屋の明るさなど、眠りやすい環境を整える。場合によっては好きな音楽などもよい。

このようなことをこころがけても眠れないときには、専門家に相談を仰ぎましょう。

薬（睡眠導入薬）は松葉杖と心得ます。杖があると楽である一方、長期に使うと自分の眠る力が弱ったりもするので、なるべく少ない量にとどめるということが必要です。迷ったときには専門医に相談しましょう。

（山形県立中央病院　東谷　慶昭）

10 がんと言われて気持ちが動揺しています　がん

Q 50歳，女性です。先週，乳がんの告知を受けました。より落ち着いた気持ちで充実した日々を過ごしたいのですが，何かよい方法はないでしょうか。

A 日本ではまだがんの告知率は30％程度といわれていますが，最近インフォームド・コンセントという言葉が医療の世界で使われるようになってからは，がん患者さんに病名を告知する傾向にあります。特に，乳がんのように経過の長い良性のがんの場合には，ほぼ100％告知されるようになってきています。

さて，より落ち着いた気持ちで充実した日々を過ごしたいということですが，ホスピスや緩和ケア（がんに対する積極的な治療が期待できない段階では，痛みや食欲不振などの不快な症状を取り除こうとする緩和ケアが中心になる施設をホスピス，最近では緩和ケア病棟といいます）をイメージされるにはまだまだの段階だと思います。

症状

告知されたがん患者さんが心理的に動揺することは明らかで，通常では，患者さんのこころは表のように変遷していくといわれています。つまり，最初の1～2日は「衝撃の段階」で「まさか」とか「やっぱり」と思うことが多いようです。多くの患者さんは，この時期を振り返って「頭の中が真っ白だった」と言います。そのこころの動揺が1～2週間は続いてしまうので，この段階を「不安定段階」といいます。しかし，その動揺も2週間もするとだんだん落ち着いてきて，がんと正面から取り組み始めるといわれています。ですから，この時期を「適応段階」と呼んでいます。時期的にはこの段階に到達していても

●表　告知後の心理（時間はあくまでも目安）

- ●第1段階：衝撃段階（1～2日間）
- ●第2段階：不安定段階（1～2週間）
- ●第3段階：適応段階（2週間以後）

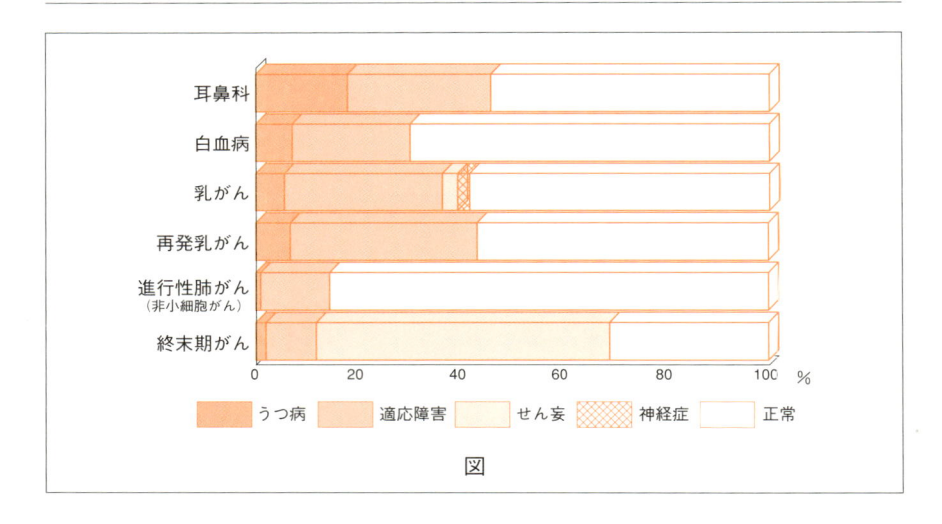

耳鼻科
白血病
乳がん
再発乳がん
進行性肺がん（非小細胞がん）
終末期がん

凡例：うつ病　適応障害　せん妄　神経症　正常

図

よいような時期に，まだ不安定なこころの状態が続いている場合を，精神科では「適応障害」という病名で呼んでいます。また，このような状態が長く続いたり重症になってくると，「うつ病」と診断されることもあります。

　ある病院でがん患者さんを精神科医が全員面接した結果，図に示したように，だいたい30〜40％の方が適応障害かうつ病を合併していることがわかりました。がん患者さんの3人に1人ですから，決して少なくありません。ですから，ショックを受けたあと，いつまでも（だいたい2週間以上）悲しかったり，涙が出たり，食欲がなかったり，眠れなかったりしたら，主治医の先生にお願いして精神科を受診するようにしてください。精神科の先生が必ずいいアドバイスや，必要ならばいい薬を出してくれるでしょう。

治療・対処

　一般に私たちには，「がん＝死」という図式が自然にできあがっています。しかし，がん患者さんの半分ががん以外の病気や事故で亡くなる事実も忘れてはいけません。医学の進歩によって「治るがん」が増えているのです。そして，こころとがんは密接な関係があり，その専門領域は「サイコオンコロジー」と呼ばれています。サイコオンコロジーの研究によれば，前向きにファイティング・スピリッツをもっているがん患者さんは，がっくりして抑うつ的になっているがん患者さんよりもはるかに長生きすることもわかってきています。また，

普段はがんのことを忘れてしまっている方も長生きすることがわかっています。ですから，がんと言われてもあまり深刻にならず，「頑張ろう」と思うときがあれば，普段は忘れてしまっているほうがいいということになります。そのような意味において，「落ち着いた気持ちで充実した日々を過ごし」ていただきたいと思います。

〔東海大学医学部精神科　保坂　隆〕

11　アルコールから離れられない………アルコール関連障害

Q 　48歳，主婦です。夫のお酒の飲み方が変で，休みの日に日中から飲んでいます。会社の健康診断で肝機能異常を指摘されています。アルコールの量を減らすように勧めたら，隠れて飲むようになりました。私からみると，アルコールから離れられないみたいです。やめさせる何かよい方法はないでしょうか。

A 　「アルコールを飲まないほうがよいとわかっているがやめられない」という病気がアルコール依存症（以後，「ア症」）です。この病気の患者さんは全国で230万人前後との推計もあり，一般医療機関に入院する患者さんの17.8％が重篤な問題飲酒者で，男性入院患者さんに限ると26.9％と高率です。

症　状

この病気は，アルコール飲料を長く飲酒し，習慣性が生じ，コントロールのきかない飲み方となり，ついにはこころやからだの病気を招き，飲酒事故・失職・離婚などの社会問題を引き起こします。断酒しないと慢性進行性の死にいたる恐ろしい病です。飲んだらストップできないのは意志が弱いためと思われていますが，それは間違いで，意志薄弱者とア症は同一ではなく，ア症は病気という理解がまず大切です。

ア症の危険性の判断は，次の項目がいくつかある場合に目安となります。隠れ飲み，休日の飲酒，睡眠剤や安定剤代わりの飲酒，肝障害や社会的問題を起こす飲酒，胃切除後の飲酒量の増大やアダルトチルドレンなどです。

原　因

遺伝的要因，生育環境や性格傾向などがこの病気の形成に関連しているようです。寂しがりやで人付き合いが苦手な人や，妻や母親との依存関係が根強く，こころの問題を避ける傾向が目立つ人がア症になりやすいともいわれます。

治療・対処

この病気で家族が困ることは，自分はア症でないと病気を否認する人が多いことです。そのため，精神科の治療が行われたときは末期状態である場合が多いのです。でも，ア症者はからだの障害をかなり気にしているので，総合病院

の内科を受診して精神科を紹介してもらうとスムーズに受診する場合があります。ア症も他の病気と同じように早期発見・早期治療が原則なので，症状が軽いときの治療が大切です。しかし，内科受診も拒否して「やめるくらいなら死んだほうがまし」という場合は，アルコール依存症社会復帰プログラム（ARP，表）を実施している精神科やアルコール専門病院，最寄りの保健所（酒害相談窓口）に相談する方法があります。

　治療は，治療技術の進歩に従い外来治療がむしろ主になりつつあり，個人精神療法，集団精神療法，家族療法や抗酒剤（少量のアルコールでも飲むと二日酔いのひどい状態になることを利用して，飲酒を抑制させようとする薬）服用が行われます。さらに，自助グループに参加することも大切です。このグループとしては，断酒会やAAがあり互いの困難な問題を語り分かち助け合い，自分たち自身で問題を回復していくことを目的として全国で活動しています。しかし，病気が進んで長期間飲んでいたアルコールを何らかの理由で急激にやめ

●表　富山市民病院アルコール症社会復帰治療プログラム

	午　　前	午　　後	夜　　間
月曜日	病棟ミーティング	個人精神療法	
火曜日	病棟ミーティング（第2，4）	生活技能トレーニング	地域断酒会参加
水曜日	内観療法	内観療法	個人精神療法
木曜日	合同ミーティング	コスモス会（第2，4）	
金曜日	行軍（第4）	アルコール教室（第1，3）	外泊
土曜日	外泊	外泊	外泊・ＡＡミーティング（第1，3）
日曜日	外泊・地域断酒会参加（第2，4）	ＡＡメッセージ（第1）	

＊外泊は入院9週目以降

◆用語解説
　病棟ミーティング：入院中の患者さんに病棟スタッフも加わり，ミーティングが行われる。
　内観療法：浄土真宗の一派で実践されていた身調べという方法を改良した精神療法。
　アルコール教室：アルコール依存症全般にわたって，知識を得ることを目的にしたプログラム。
　生活技能トレーニング：対人関係のぎこちなさや日常生活の課題に対処する能力の改善をめざす。
　合同ミーティング：心理士を中心とした集団精神療法。
　コスモス会：アルコール依存症をもつ妻の会。
　地域断酒会参加：入院中から地域断酒会に参加。
　個人精神療法：集団の場で扱うことができない側面への個人精神療法。
　行軍：10～15kmの道のりを集団で歩く治療法で，作家のなだいなだが開発した。
　ＡＡミーティング・ＡＡメッセージ：AA（匿名断酒会）行事への参加。

たり減らしたりしたときに，突然意識をなくしてけいれん発作を起こしたり，幻視や精神的な興奮を呈するアルコール精神病が出現する場合は入院治療が必要です。この症状が消失した段階で，ア症者にアルコール依存症社会復帰プログラム（3カ月が多い）を行うか，外来で治療するかを決定してもらう必要があります。

　ア症は家族を巻き込む病です。家族もこころが傷ついている場合が多く，家族も癒される必要があります。ア症者ともども，精神科での治療や自助グループの利用により新しい人生と幸福を手につかまれることを望んでいます。

（富山市民病院精神科　吉本　博昭）

12 私は病気？　　心気症

Q 61歳の男性です。1カ月前から体調が悪く感じています。父親も母親もがんで亡くしたので自分もがんではないかと心配でなりません。先日、総合病院の内科を受診して担当医から「検査の結果、異常はみつかりませんでした。大丈夫ですよ」と言われましたが、体調の悪さは変わりありません。「自分には悪い病気が潜んでいて、先生はそれを発見できていないのではないか」と思い始め、東京の大学病院をもう一度受診して、医師からは、こころの病気ではないかと言われましたが、まだ納得できません。

A 精神医学では、からだのちょっとした不調が気になり、自分は病気ではないかと思い込む状態を「心気状態」「心気症」と呼んでいます。一昔前なら、医師の言うことは誰も信頼し、医師に一言「大丈夫ですよ」と言われれば、「よかった、これで一安心」と納得し日常生活に戻れました。ところが、現代社会には医療情報が巷にあふれており、患者さんは何を信じてよいのかわかりません。また、しばしば報道される医療過誤などの問題も医師への信頼や依存に影響しています。患者さんのこころには「不信」や「疑惑」といった感情が生じ、「医師にはああ言われたが、病気が潜んでいるのではないだろうか」と心気症に陥るのです。

症状

体調の不良はからだの病気のサインです。多くの患者さんは、体調が不良になった状態で内科や外科を受診して診察を受け、そして治療を受けたり、時には入院を勧められたりします。もしも、からだに異常が発見されなかった場合、多くの患者さんはほっとして、また日常生活に戻っていきます。ところが、患者さんの中には医師の診断や言葉を信じることができずに「何か悪い病気が隠れているのかもしれない」「先生は本当のことを言っていない」と思ってしまうことがあります。時には、医師から言われたことに納得できず、何カ所もの病院を転々とします。

自分で心気状態になっているなと判断したり、他人に心気状態を指摘された

りしたとき，いちばんに注意しなければならないのが「うつ」の合併です。気分がうつになっていると，物事を悪いほうに考えてしまいます。普段では気にならないような体調の変化に「悪い病気」と意味づけしたり，うつからくる自律神経失調症状（のぼせ，ふらつき，動悸）などが，とても気になったりします。

原因

心気状態の人は，とにかく意識がからだに集中しているのです。頭の中はからだの症状でいっぱいになり，からだのことが気になって何もできないという状態です。うつが合併していない心気状態のときには，「疾病利得」という病状も考えないといけません。これは簡単にいうと病気への逃避です。不登校の子が体調不良を理由に学校に行かないのと同様に，自分を病気と思い込むことで，仕事や家族の葛藤から逃避する無意識的な作用です。疾病利得が関係している心気状態の人は，「からだの状態さえ改善すれば，自分はバリバリ仕事ができる」「からだをしっかり治すのが先決だ」と思い込みますが，その思考パターンでは社会復帰は困難です。なぜなら，問題は会社や家族のほうにあるからです。その場合，「仕事になれることで体調が戻ってくる」と思考を変える必要があります。

治療・対処

「からだのことが気になる」といった状態に陥ったら，まず身体的検査を受け，そして問題がないことを確認し，「それでも気になる」という気持ちが強く残っていたら心気状態と判断し，総合病院精神科で診てもらいましょう。先に述べたように，うつのサインとして心気状態が現れる場合があり，このときには抗うつ薬の投与などが必要となります。

（東海大学医学部精神科　渡辺　俊之）

13 うちの子どもには困ったわ！　児童精神医学

Q ❶2歳6カ月の男児です。保育園に行っても、いつも一人で好きなことばかりやっていて、他の人となかなか関わりがもてず、話もあまり通じないようです。
❷小学校2年の男子。集中力が全くなくて、学校の授業中もじっと座っていられず、歩き回ったり、周囲の子どもにちょっかいを出して、いつも先生に注意されています。こういった子どもの問題は病気なのでしょうか。

A 質問の内容だけでは情報が少なくて明言はできませんが、❶は自閉性障害が、❷は注意欠陥・多動性障害が疑われます。

ここにあげられた質問の例ばかりではなく、親がその理解や対応に困ってしまう子どもの問題はたくさんあります。自分の子どもを他の子どもたちと比較して、みんなと違う行動がみられると、即座に病気ではないかと心配される親御さんの心情はよくわかります。しかし子どもの精神的な問題は、すべてが病気だとは断言できない場合があります。

症状

症状の形成には心理的・環境的要因が影響していると理解されています。そ

● 表1　自閉症性障害と注意欠陥・多動性障害の特徴

自閉症性障害
1) 対人関係の情緒的交流の障害：見つめ合わない、人を物のように扱う、人まねをしない、社会性（ルール）のある遊びをしない、仲間を作らない、など。
2) 意志伝達や想像的活動の障害：表情・身振り・話し言葉など意志伝達の様式がない、ごっこ遊びをしない、抱っこを喜ばない、奇妙なイントネーションやかん高い声、不自然な言葉など会話形式の異常、など。
3) 興味の幅が著しく狭く、常同的行動に固執する：手を叩いたりねじったりする、回り続ける、飛び跳ねるなど奇妙な常同的自己刺激的運動、物の位置が変わっただけでパニックを生じたり、環境の些細な変化に激しい抵抗を示す、など。

注意欠陥・多動性障害
1) 注意散漫：集中し続けることができず、1つのことが未完成のまま次に移ったり、必要な物をよく紛失する。
2) 衝動性：順番を待てず他人の邪魔をしたり、結果を考えずに危険な行動をとる。
3) 多動性：そわそわと手足を動かしたり、じっと座っていられない。

れぞれの特徴を表1に示しました。

原因

児童精神医学の分野で扱われる児童・思春期の精神障害を表2に示しました。この中には子どもの成長段階でさまざまな葛藤によって生じ成長と共に改善する一過性のものと，長期間にわたって治療や援助が必要なものがあります。自閉性障害と注意欠陥・多動性障害は共に発達障害という分類に含まれ，原因は未だに解明されていませんが，脳自体の機能に障害があると考えられています。

●表2　児童精神医学で扱われる精神障害

Ⅰ 発達障害	1）精神遅滞 2）学習障害 3）コミュニケーション障害 4）広汎性発達障害（自閉性障害） 5）注意欠陥・多動性障害（ADHD）
Ⅱ 心因性障害	1）習癖異常：チック（トゥレット障害を含む），抜毛癖，遺尿・遺糞，その他 2）行動面を主とする心因性障害：登校拒否，家庭内暴力，摂食障害，自殺，行為障害（非行） 3）身体症状に現れる心因性障害：心身症（周期性嘔吐・神経性胃腸炎・円形脱毛など），頻尿，過換気症候群，心因性視覚障害 4）精神症状を主とする心因性障害：不安，強迫性障害，ヒステリー（転換性障害），PTSD（心的外傷後ストレス障害），その他
Ⅲ 精神病性障害	1）児童期分裂病 2）思春期妄想症 3）感情障害（躁うつ病）

治療・対処

治療としては，症状に合わせて薬物療法を併用し，周囲の大人が根気よく子どもを受け入れて支える姿勢をもちながら関わり続けることが，子どもの社会性や情緒的な問題の改善にとって大切です。

子どもの問題を理解するときに，まず大切なことは，大人の常識を子どもに押しつけないということです。子どもは大人のように言葉で説明したり訴えたりできません。ですから子どもたちはさまざまなからだの症状や行動で表すのです。子どもたちも悩んでいるのです。どうしてよいのかわからず，困っているのです。そんなときに「どうしたの」「だめじゃないの」「しっかりしなさい」

などと言われたら、もっと困ってしまいます。

　子どもの問題を理解する場合、行動や症状が目立っている時点だけで判断することは望ましくありません。乳児期からの発達経過と問題を気づいた時期、そしてその後の経過を検討することが大切です。どこまでが普通でどこからが病気なのかを判断するのは容易ではありません。したがって、心配になったら専門家に診察してもらうことが重要です。

　また一般的に子どもの問題を周囲からいろいろと指摘されると、親は悩んでしまい、「自分の育て方やしつけが悪かったのではないか」と自分を責めてしまう傾向がみられます。もちろん家族内の対人関係（夫婦間・親子間・兄弟間など）や親の養育態度は子どもに影響を及ぼしますが、それがすべてではありません。子どもの側の要因と家族の要因、そして社会的環境要因などが絡み合って、子どもに症状として現れてくるのです。したがって、親自身が自分を責めるよりも、問題意識をもち、専門家と相談しながら改善の方向へ工夫していくことが大切です。

（東海大学八王子病院精神科　青木　孝之）

14 あの日のことを思い出して眠れません……… トラウマと精神症状

Q 26歳の女性です。1カ月前に自宅に強盗が入り、金品をとられたうえに性的暴行を受けそうになりました。それ以来、マンションの廊下に足音がするだけでドキドキしたり、夜半に悪夢で目が覚めたり、救急車のサイレンが近づくだけで寒気がしたりするようになりました。今後、通常の生活ができるようになるのか、不安でなりません。

A 2001年9月に米国で起こった同時多発テロ事件は世界中の人々を震撼させ、旅客機が超高層ビルに激突、ビルが炎上・崩落するという、誰も予期し得なかった、日常では考えられない出来事が現実のものとなりました。現実にはあり得ないことが現実になり、必死の救助活動にもかかわらず多くの犠牲者が出てしまいました。

ほとんど誰にでも大きな苦悩を引き起こすような、例外的に著しく脅威的、破局的な性質をもったストレスのことをトラウマ（心的外傷）といいます。すなわち、強烈で通常の日常生活では体験し得ないすさまじい体験に引き起こされたこころの重い傷をトラウマと呼び、トラウマティックストレスとは、心的外傷を負うような精神的衝撃を引き起こす出来事をさしています。このようなトラウマティックな出来事はたいてい、本人やその人の身近な誰かの身が危険にさらされることと関係しています。そして直接体験されるトラウマティックストレスを引き起こす出来事には、戦闘、テロ、強姦などの性的暴行、身体的攻撃と暴力、略奪、監禁、拷問、大災害、死傷事件など本人が直接に体験とした場合、目撃した出来事には他人、身内への暴行や死傷事件が目前で起こった場合などがあります。心的外傷を引き起こす体験（出来事）の基準をWHO（世界保健機関）は下記のように定義しています。

「ほとんど誰にでも大きな苦悩を引き起こすような例外的に著しく脅威的、破局的な性質をもったストレスの多い出来事」（ICD-10）

症　状

　トラウマティックストレスを受けると，人は茫然とし，何をどう考えればよいのか，悲嘆，落ち込み（うつ），感情麻痺という感情・思考の変化，頭痛，腹痛，咽の渇き，寒気，吐き気，嘔吐，めまい，胸の痛み，高血圧，動悸，筋肉の震え，歯ぎしり，視力の低下，発汗，息苦しさなどのからだの変化，方向感覚の喪失，集中困難，過度の緊張や過覚醒（些細なことにも過敏になり，刺激されやすい状態），悪夢がみられるといった認知・感覚の変化，睡眠リズムの変化，食欲不振や逆にたくさん食べ過ぎたり（過食），薬やアルコールへの依存行動，引きこもりなどの行動の変化が起こることがあります。

　人はあまりにも大きなショックを受けると，その直後は受け止めようと思う反面，現実を否定したり拒否したりするものです。その場から逃げ出したくなったり，心配でおろおろするかもしれません。なかには冷静で驚かないようにみえる人もいます。あるいは，妙に不自然にはしゃいでいる人もいるかもしれません。このように急激に精神的肉体的負荷がかかると起こる反応を急性ストレス反応（ASR）といい，約1カ月以内に症状は消失します。災害時にはよくみられる反応です。

　しかし，事件や災害から1カ月以上経過しても神経の高ぶりがおさまらず，過覚醒，事件の生々しい惨状の現場が頭に焼きついていて自分の意思に反して頭の中に思い出され（侵入），再体験されることもあります。このようになかなかこころの整理がつかない状態に起こるのが心的外傷後ストレス障害（PTSD）です。

　ショックがあまりにも大きいために，からだには異常がないのに声を失ったり（失声），立てなくなったり（失立）する場合や，幼児の言葉で話し始めたり（退行現象），意識がもうろうとしたりすることがあります。このような状態を解離障害といいます。

　一般に災害は人の神経をひどくすり減らします。身体的，精神的疲労が続くことや環境の変化はうつ病の引き金になります。2週間以上続く抑うつ気分，興味や意欲の低下，食欲低下，何をしても楽しくなく，自分を責め，生きていてもしかたないと思うようになる場合，うつ病の発症が疑われます。

　不幸にも愛する者を失った場合，落ち込みや憂うつな気分が続き，なぜこの

ようなことが起こったのか，怒りをどこにも向けられず自分を責めたり，悲しみからなかなか抜け出せないことがあります。なかには後追いをしようと考える人もあるかもしれません。死別反応はこころの正常な反応ですが，6カ月以上このような気持ちが続く場合は，別のこころの病気が疑われます。

原　因

悲惨な事件に遭遇したために人が強烈な精神的衝撃を受けた場合，現実をすぐにはこころの中に受け入れられず，自分では気がつかないうちに嫌な感情や耐えがたい苦しみを意識下に押し込んでしまい，その抑圧されたこころの葛藤が身体症状や精神症状を引き起こすことがあります。PTSDは強烈で凄まじい体験に起因した精神症状であるため，交通事故の追突事故のような心的ストレスが弱い場合は出現しません。症状は1〜3カ月に約半数は完全に回復すると，DSM-Ⅳ（アメリカ精神医学会の基準）には記載されています。症状の持続が3カ月以上（慢性）続く場合もあります。PTSDは反応性精神疾患の1つです。

治療・対処

上記のどのような場合でも，ひとりで解決しようとせず，精神科医やカウンセラーなどの専門家に早めに相談してください。

（東邦大学佐倉病院　黒木　宣夫）

15　食べられない，食べることがやめられない　……摂食障害

Q　20歳女性，短大生です。高校1年の頃に友人とダイエットを始めて，55kgあった体重を40kgまで減量しました。しかし，両親の夫婦げんかや進路の悩みでいらいらしたときに，たくさん食べてしまうことがやめられず，そのうち自分で食べたものを嘔吐するようになりました。新聞にこうした病気があるという記事を見つけ，病院にかかったほうがよいのか考えています。

A　これは「摂食障害」といいます。摂食障害には，食事を受け付けずにやせていく神経性無食欲症（やせ症）と，大量の食物を発作的に食べて，その後意識的に吐いたり下剤を使ったりする神経性過食症が含まれます。

症　状

　この一見違ったようにみえる2つの状態には共通点があり，やせ症と過食症を繰り返す例も少なくありません。

●神経性無食欲症：意図的に食べないことにより極端に体重が減少する状態です。病気に対する認識が乏しく，周囲の人からは極端にやせているようにみえるのに，本人はそれでも太っていると言って認めようとしません。またやせているのに活動的になってスポーツや勉強に熱中し，周囲の人を驚かせたりします。やせ症と過食症のどちらの患者さんも，基本的にはやせ願望が強く，やせていることで満足して健康への危機感が乏しい傾向があります。

●神経性過食症：誰がみても大量の食べ物を発作的に食べてしまいます。それは衝動的といえるもので，「やめたいのにやめられない」気持ちになり，3～4人分の食事，食事のほかにプリンやヨーグルト，パンや飲み物を食べて止まらなくなります。その後，体重が増えることへの恐怖と罪悪感に襲われます。そして指を突っ込んで吐いたり，大量の下剤を服用して太ることを回避しようとします。毎日吐くために指に吐きダコができていたり，通常の何倍もの量の下剤を服用したりします。

原因

さまざまな要因が重なって起こってくると考えられています。性格的には頑張りやで完璧主義，対人関係でもよく気がつくタイプが多いようです。また家庭の問題では，仲のよすぎる家族，または仲の悪い家族，親の単身赴任，離婚による片親など，バランスの悪さが目につきます。

社会文化的な面でいえば，現代が飽食の時代であることが関係しているといわれます。実際，家の外で気楽に食べ物が買えるようなところでしか摂食障害は起こらないといわれています。また，現代はやせていることに価値があるという風潮があります。食べ物が十分に手に入らないときには太っていることに価値があるとされたものの，現代のようにやせていることに価値があるとされる先進国では，痩身願望と摂食障害が密接に結びついています。この話では，1966年イギリス人モデルであったツウィギーがセクシーで魅力的な女性としてアメリカにおいて熱狂的に受け入れられたことが話題になります。そのあとからアメリカにおいて摂食障害が急増し，やせていることに価値があるという風潮ができたといわれています。

また若い人たちが対人関係上のストレスに弱いということも要因として考えられます。一人暮らしの寂しさ，学校や職場でのトラブルなど，さまざまな葛藤や苦しみに対して，それらの解決を容易に体型や体重への関心におきかえてしまうのです。

治療・対処

体重が30kg以下になってしまった場合は，点滴による栄養補給が必要になります。また不安や抑うつ感の改善に薬物投与，カウンセリング，そのほか同じ悩みをもった同士でミーティングをもつ試みも注目されています。

摂食障害患者さんの治療をしてみて感じるのは，患者さんの人生そのものの問題であることが多いということです。どうしてこれほどまでに体重や体型にこだわる必要があったのか，本人にとって食事にこだわることにどれほどの意味があるのかを考えてみることが回復に結びつきます。すなわち，毎日苦しい思いをしながらたくさん食べて吐く，あるいは食べることを拒否しているのにはそれなりの意味があるわけです。わからないなりにその気持ちに対応していくことが必要になります。

摂食障害の8割は治癒もしくは改善するといわれており，時間をかけて粘り強く本人をサポートしていくことで，必ず摂食障害は回復への一歩を歩み始めるはずです。本人でも家族でも自分たちだけでは苦しいと感じたときには，専門家の門をたたいてみましょう。

〔山形県立中央病院　東谷　慶昭〕

16 息子が交通事故にあって救命センターに運ばれて ……… リエゾン活動と危機介入
―からだの病気やけがで入院中の患者さんと家族への危機介入

　最後のこの項目は，病気の話ではありません。総合病院にからだの病気やけがで入院なさっている患者さんや家族にとって，病気やけがは当然大変なストレスです。疾患の予後や生活への不安で，家族にも余裕がなくなり，隠れていた病理が露見することも多いようです。このような患者さんの精神的ストレスや家族の不安は実際のからだの治療に障害をきたすことがあります。

　総合病院精神科では，精神科の患者さんだけでなく，内科，外科，救命センターなど，一見精神科とは無縁にみえる部門にも積極的に出向き，チーム医療をめざしています。

　精神科医が患者さんに直接関わることは多くありませんが，精神科的方法論を用いて，陰ながらスタッフや身体科の主治医の相談に乗っています。そうすることで，より質の高い全人的医療をめざしているのです。精神科医が医療チームの一員として活動しながら患者さんや家族，スタッフに働きかけ，橋渡しの役割をして身体治療を円滑にするのでリエゾン（連携）活動と呼ばれ，1980年頃から日本の総合病院や大学病院で盛んに行われるようになっています。

　家族への危機介入の適応があったケースをご紹介します。

　18歳の男性がバイクで走行中自動車に接触し，転倒。頭部打撲，右大腿骨骨折，頸骨骨折を負い，搬入時患者は接触のとれない意識レベルであった。母親は患者の将来に多大な期待を寄せていたが，生計のため働いており，職場と病院の間を熱心に往復し，睡眠時間もほとんどとれない状況が数週間続いた。患者は3週間後だいぶ意識レベルも改善し接触もとれるようになったが，機能的予後は楽観視できない状況であった。患者は殺してくれなど悲観的なことばかり言うため，母親は絶対治ると叱咤激励し続けていた。また支持的な看護婦の対応をもどかしがり，母親は看護婦に攻撃的になることが多くなっていった。

精神科医の関わり

　突然の交通事故など危機的状況におかれると，人はさまざまな心理的防衛を

用いて対処しようとします。そのため病院に入院すると一時的に子どもっぽくなったりする時期もあります。一見わがままにみえたり自暴自棄にみえたりしますが，患者さんが事故による回復の見込みのない障害を直面し受け入れるまでには，さまざまな葛藤が必要なのです。家族も同様に危機的状況におかれた結果，現実を認めようとしなくなり，その結果，患者さんに不安を与えたり，周囲に攻撃的になることもあります。

まず精神科医が母親の話をゆっくり聞き，患者さんの心理的状況を説明し，これらの不安も当然であると常に受け入れることが保障されることで，母親のこころの負担はだいぶ軽くなります。場合によっては，精神科医にアドバイスを受けた看護婦がこの役割をすることで信頼関係を取り戻すこともあります。

このように救命センターでは，精神科医が家族と関わる機会が多いようです。この際，精神科のカルテなどは作成せずに，主治医の依頼で話だけをすることがほとんどです。

リエゾン活動は，身体患者や家族ひいてはスタッフの精神保健を保持することで全人的医療を行う総合病院精神科ならではの活動といえるでしょう。トラウマと精神症状については，各項をご参照ください。

次に総合病院において精神科がリエゾン活動で扱う問題を列挙してみました。
① 身体疾患の患者さんへの対応：せん妄処置，身体疾患のストレスの対応，自殺企図患者の対応など，主治医や看護婦を通して，または主治医の依頼で直接精神科医が対応。
② 家族への対応：患者さんの入院におけるさまざまなストレスで，家族が追いつめられ，家族内病理が露見し，ひいては患者さんの身体治療に影響を及ぼすのを防ぐための家族への精神的支援。家族の同意があれば精神科医が直接対応。
③ 主治医，看護スタッフ，その他のコメディカルの対応：患者さんの対応や精神的対応のアドバイス，スタッフ自身の精神支援。
④ 医療現場の人間関係の橋渡し：チーム医療を円滑に進めるために働きかける。

(都立広尾病院　村岡　真理)

第Ⅲ章
総合病院精神医学の概要－歴史と全体像

1 総合病院精神科の歴史と現状

(1) 世界の趨勢

　米国では，一般病院に精神科が設置されたのは1902年であり，1966年にしてすでに総合病院の76％に精神科が設置されています。また同国では，1960年の精神病床数72万から1984年には17万5000と約4分の1に減少しているのに対して，総合病院精神科は1970年の797施設から急速に増加し，1984年には1531と2倍になっており，総合病院に付設された精神科病床数も163％の増加を示しています。総合病院精神科が精神医療の中核的機関として精神科急性期医療の窓口となっているのです。

　米国だけではなく，カナダ，イタリアなどの先進諸国も同様で，精神病院の削減と同時に総合病院精神科を強化して地域精神医療への転換を図りました。総合病院精神科の充実を図ることになしに精神医療の進歩はあり得ないというのが，世界の趨勢になっているのです。

(2) 日本の歴史と現状

　わが国では，1908年頃に官立医学専門学校の教育病院に精神科が設置されたのが一般病院精神科の始まりといわれています。しかし，わが国の総合病院における精神科の設置状況を「厚生省編集病院要覧」でみると，総合病院の数自体は1988年度から11年経過した1999年までに1073から1166まで93施設増加しており，精神科を有さない総合病院の割合は全体の54.3％から42.3％へと減少傾向にあります。しかし，精神科外来のみの施設が11年間で159増加しているものの，精神病床を有する総合病院の割合は22.3％とわずかに増加しているのみです（図1）。つまり，医療機関名簿上は，精神科外来のみの施設は増加傾向にあるものの，その反面精神病棟を有する施設が割合的に変化していないということは，精神病床そのものが縮小傾向にあり，総合病院において精神病床設置がますます困難な状況にあることが示唆されていることになります。わが国の精神病床数36万1053（病床利用率は94％）に対して，総合病院精神科病床数は1万9070であり，精神病床全体の5.4％にすぎないのです。

また，厚生省編集の1994年「病院要覧」と「医療計画・地域医療計画必携」をもとに二次医療圏における総合病院精神科の設置状況を調査すると，総合病院精神科が配置されていない二次医療圏の割合は37％（128）にも及んでおり，必ずしも総合病院精神科が適正に配置されているとはいいがたい現状があります（図1, 2）。

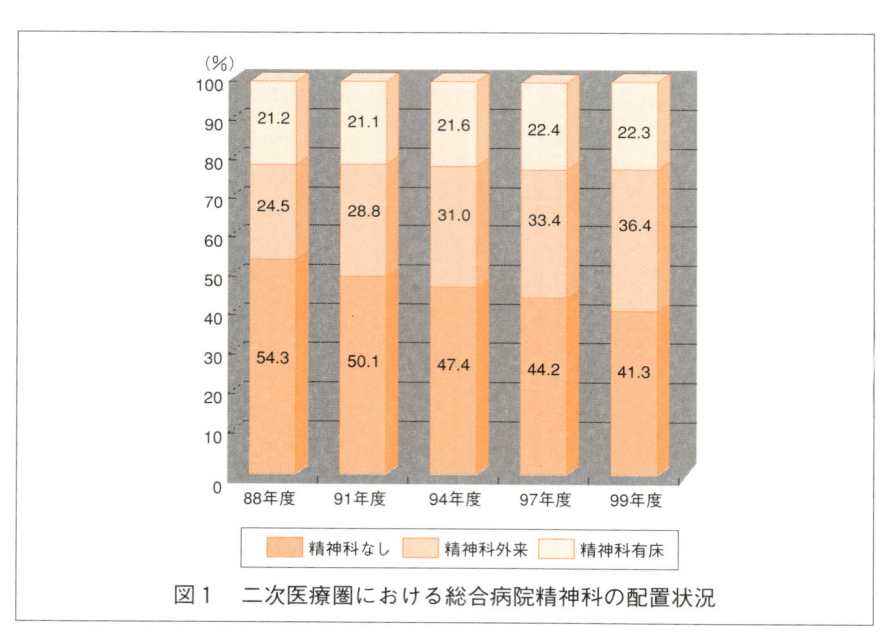

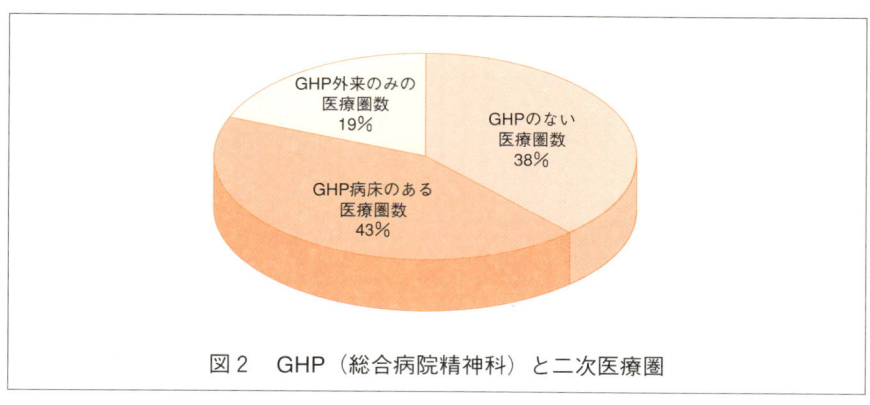

図1　二次医療圏における総合病院精神科の配置状況

年度	精神科なし	精神科外来	精神科有床
88年度	54.3	24.5	21.2
91年度	50.1	28.8	21.1
94年度	47.4	31.0	21.6
97年度	44.2	33.4	22.4
99年度	41.3	36.4	22.3

図2　GHP（総合病院精神科）と二次医療圏

- GHPのない医療圏数　38％
- GHP外来のみの医療圏数　19％
- GHP病床のある医療圏数　43％

2　傷病分類別にみた受療率（人口10万対）

(1) 主要傷病別の受療率推移

　主要傷病別の受療率の1940年からの年次推移をみると，高血圧，心疾患，脳血管疾患，糖尿病と同様に精神疾患が増加しているのがわかります（図3）。

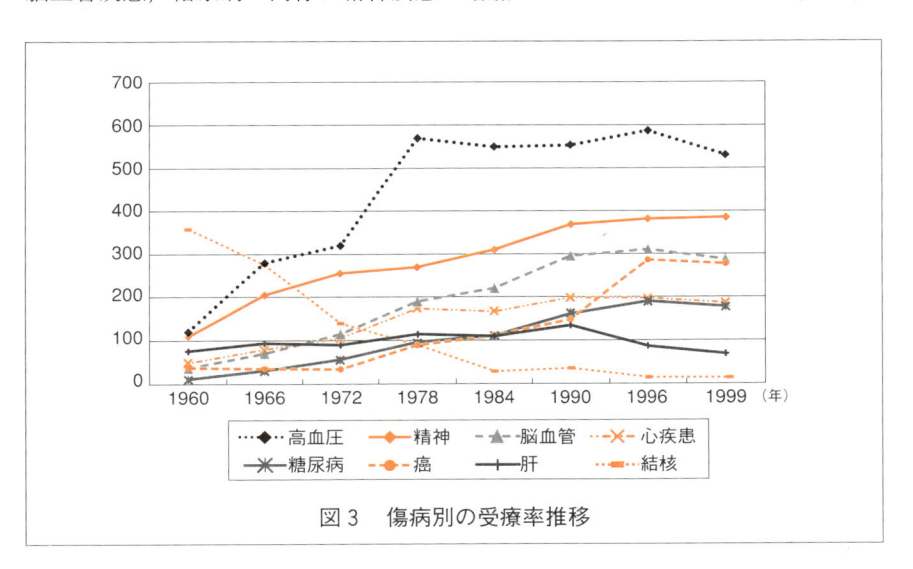

図3　傷病別の受療率推移

(2) 疾患別受療率

　1999年度の「厚生省患者調査」から人口10万単位の地域における入院患者と外来患者の数をみてみると，消化器疾患，循環器疾患，筋骨格疾患など明らかに外来患者が圧倒的に多いのに比較して，精神疾患に関しては，入院患者が外来患者を上回っています。これは，地域単位にわが国の医療をみた場合に，精神医療は入院中心の医療から脱していないことを証明しているようなものです（図4）。

図4 疾患病受療率推移

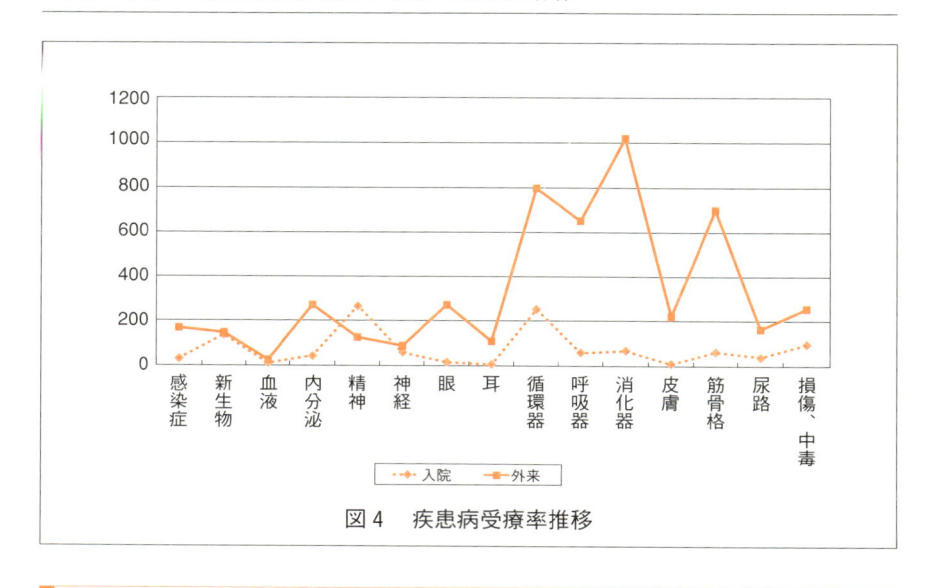

3 総合病院精神医学会の活動

(1) 学会員への調査

　地域社会の中で生活する精神障害者を支援するための精神医療体制を考えると，緊急性を要さない地域ケアと急性増悪等のときの精神科救急医療が有機的に連動して機能することが不可欠です。総合病院精神科の役割に関して，1997年度厚生科学研究「総合病院精神科の役割に関する研究」（分担研究者：黒澤尚）の総合病院精神医学会員に対するアンケート調査（表1）では，総合病院精神科の役割について身体合併症医療と答えた学会員は96％，リエゾンが94％，身体医への精神医療教育が68％，精神科救急が67％（会員約1373名）

●表1　総合病院精神科の役割

1) 身体合併症医療	96%
2) リエゾン	94%
3) 身体医への教育	68%
4) 精神科救急	67%

日本総合病院精神医学会調査（学会員1373名）

でした。すなわち，総合病院精神科の役割は，総合病院の中における他診療科との連携の中でのリエゾン医療と地域医療の中での精神医療の2つに大別できますが，諸外国では一般病院精神科（総合病院精神科）救急の窓口になっていることは周知の事実です。しかし，わが国では，総合病院という一般医療の中核である医療施設に位置づけられた精神科という認識がほとんどなかったといっても過言ではありません。救急患者の多くに精神疾患者が含まれ，精神疾患者の自殺未遂も大きな問題であり，2つの役割を遂行するために精神病床を有する精神科が不可欠です。

(2) 在り方委員会の活動

学会内に総合病院精神科のあるべき姿を模索する目的で「在り方」委員会を設置して，精神保健福祉法や医療法に関する提言を行ってきました。主として身体合併症のある精神障害者が総合病院一般病床で身体疾患の入院治療が受けられないことに対し，精神病床に収容しなければならないとする精神保健法48条の施設外収容禁止条項，ならびに精神病患者を隔離するという医療法の施行規則第10条第3号および第16条第1項第6号があるがために身体合併症を有する一部の精神障害者が一般病床で身体治療を受けられないという現状を改善させるべく，精神保健福祉課に上記法律条項の廃止を求め要望書を提出してきました。1993年の法改正で法48条は削除されましたが，医療法施行規則条項はいまだに残されたままです。総合病院精神医学会の主張は，次のとおりです。

① 精神病院と総合病院精神科の機能連携を深め，総合病院精神科の役割を明確にすること。
② 地域精神保健医療の充実のために，現在の全県一区である精神保健医療施策を改め，生活圏を基盤とした精神保健医療福祉圏域を設定すること。
③ そのなかで適切に精神科救急医療システムと身体合併症医療システムを運用するために，総合病院・一般病院に精神科病床の併設を促進すること。
④ 医療法施行規則第10条第3号および第16条第1項第6号の規定を削除し，一般病床における精神医療と精神障害者における一般医療を確保する

こと

　これらを，長年，機会あるごとに在り方委員会（金子晃一委員長）を中心に要望してきました。今回の第4次医療法改正において，精神病院特例が一部廃止され，総合病院精神病床の人員配置が一般病床と同レベルに格上げされたこと，ならびに精神病室には他に対する危害防止のための遮断その他必要な方法を講じることとされていた規定が廃止されたことは，精神医療は一般医療と同次元で行わねばならないとする本学会の理念に近づいたものとして，大いに評価できるものです。ただし，精神病患者を精神病室に入院させねばならないとする医療法施行規則第10条第3号は残されたので，神経症レベルの精神科患者が一般病床に入院することは法違反となり，病態像に合わせた一般病床の中での精神科治療は依然として不可能ということになっております。この壁を打ち破ることは，今後の総合病院精神科の在り方として1つの課題といえますが，本学会は総合病院精神科の在り方委員会の他に診療報酬問題委員会，精神科病棟をもつ総合病院精神医療を扱う委員会（有床総合病院精神医療問題委員会），ならびに総合病院精神科で1人で活動している精神科医の会（ひとり医長委員会）などがあり，それぞれの委員会が独自に，また連携をとりながら活発に活動を行い，総合病院精神科のあるべき姿を模索しています。

4　総合病院精神科の利点と課題

　総合病院精神科は身体科と共存し，身体科で精神科的問題を抱えた患者が依頼され，ならびに地域からの精神科患者が受診しやすいという利点があり，精神疾患の初期治療に適しています。また，一般の身体科救急で精神科的問題を抱えた患者が受診することも多く，例えば精神疾患に罹患したがために身体的に衰弱して救急受診に至る患者，あるいは精神疾患が原因で自殺企図を起こして救急受診に至る患者まで，一般救急医療には精神科の関わりは不可欠であり，精神科救急もこのような一般救急の中で一緒に行われるべきです。

　2002年2月15日に行われた社会保障審議会では，薬物依存症，思春期，急性期，慢性期に対応する機能別の目標を定めた精神病床の機能分化をさらに進

めることとなったようです。病床区分が一般病床と同様に定められる予定であり，社会復帰施設の整備を図りながら，精神病床を削減し，また精神病床を減らして社会復帰の病床にできるかどうか，その手法も検討される予定，すなわち居住施設である新たな施設をつくる構想もあると報告されています。

　そして，将来は，高次機能を有する身体科と同次元で治療できる総合病院精神科が，急性期・身体合併症医療を中心とした精神医療の中核になるべきであり，どちらかというと今まで精神医療の蚊帳の外におかれてきた総合病院精神科が，ようやく精神医療に本格的に関われる時代が到来することを切に望む次第です。

（東邦大学佐倉病院　黒木　宣夫）

第IV章
総合病院精神科・神経科リスト

リスト①：総合病院精神科・神経科　診療状況

　以下に掲載した病院情報は，各病院から得たアンケートをもとにしたものです。アンケートは日本総合病院精神医学会広報委員会が2001年7月から2002年4月までの期間に全国の病院から回答を得ました。
　なお，ここに掲載した病院は，アンケートに期間内に回答し，次節の総合病院リストアップ基準を満たしている病院です。
　以下，病院情報の項目の意味について説明しておきます。

標榜診療科：精神科・神経科を含めて，その病院にどのような診療科目があるのかを表示しています。

専門外来：児童思春期，アルコール依存症など一般外来とは別に専門的な診療について，特別に曜日と時間を決めているものを示しています。

看護基準：患者さんの人数に対する看護師の配置数です。2.5対1や2対1という記載の場合は，現状では十分な内容と考えてよいでしょう。

院内名称：その病院の中では，精神科・神経科がどんな名前で呼ばれているかを示します。「メンタルクリニック」や「心療科」などと呼んでいる場合もあるので併記しました。

外来デイケア：精神科デイケアは，病気の症状のために職場や学校へ通うことが難しいために，自宅で生活しながら仲間を作り社会復帰へ向けて活動していくことを目的としています。老人デイケアでは，趣味やレクリエーション，リハビリテーションなどを通して心身機能の維持・回復を図ります。いずれも，精神科・神経科の主治医と相談して指示のもとに行われる治療です。

精神保健指定医：精神保健福祉法で定められた資格です。特別な事態での入退院の判定や救急時の特別処置を行うことができます。

※「精神科」「精神科」「精神神経科」は，名称は違いますが，医療の内容に違いはありません。詳しくは第1章をご覧ください。

【北海道】

社会福祉法人　聖母会　天使病院 責任者　手戸一郎		住所　〒065-8611　札幌市東区北12条東3-31 電話　011-711-0101 FAX　011-751-1708 （ホームページ　http://www.tenshi.or.jp）		
標榜診療科 || 精神神経科，呼吸器内科，消化器内科，循環器科，外科，産婦人科，小児科，整形外科，耳鼻咽喉科，眼科，麻酔科			
総医師数	36名	一般看護基準	2対1　加算A	
●精神神経科（院内名称：精神科）／医長　松原良次●				
外来	月～金の午前と午後／土の午前		初診受付時間	月～金の9：00～15：00
外来デイケア	なし	入院・開放病床数　0床		入院・閉鎖病床数　0床
医師数（（　）内は精神保健指定医数）			2名（2名）	

市立函館病院 責任者　松崎　喬		住所　〒040-8505　函館市港町1丁目10-1 電話　0138-43-2000 FAX　0138-43-4435（医事課） （ホームページ　http://www.hospital.hakodate.hokkaido.jp）		
標榜診療科 || 精神神経科，呼吸器科，消化器科，循環器科，神経内科，内科（血液科，内分泌代謝科），外科，心臓血管外科，産婦人科，小児科，皮膚科，整形外科，脳神経外科，耳鼻咽喉科，眼科，泌尿器科，形成外科，麻酔科，放射線科，歯科，口腔外科，矯正歯科			
総医師数	91名	一般看護基準	2.5対1	
病院の特徴 南北海道の基幹病院，2・3次救急病院，臨床研修指定病院				
●精神神経科（院内名称：精神科）／医長　市川　潤●				
外来	月～金の午前と午後		初診受付時間	月～金の8：45～15：00（水曜日午後は除く）
外来デイケア	あり	入院・開放病床数　100床		入院・閉鎖病床数　100床
医師数（（　）内は精神保健指定医数）			7名（5名）	
入院中に行える治療		薬物療法，精神療法，作業療法，SST，通電療法（m-ECT）		
科の特徴 単科精神病院から2000年10月に合併統合し，綜合病院有床精神科となって，移行期にある。				

JA北海道厚生連　旭川厚生病院

責任者　南　茂正

住所	〒078-8211　旭川市1条通24丁目111-3
電話	0166-33-7171
FAX	0166-33-6075

標榜診療科	内科，消化器内科，循環器内科，神経内科，小児科，外科，呼吸器外科（？），外科，整形外科，産婦人科，皮膚科，形成外科，泌尿器科，耳鼻科，眼科，精神神経科，麻酔科，放射線科，リハビリテーション科
総医師数	86名　　一般看護基準　　2対1

●精神神経科●

外来	月〜金の午前	初診受付時間	月〜火の7：45〜11：30
外来デイケア	なし	入院・開放病床数　34床	入院・閉鎖病床数　20床
医師数（（　）内は精神保健指定医数）		2名（2名）	
入院中に行える治療	薬物療法，精神療法，通電療法（m-ECT）		

科の特徴
身体合併症，CL外来に力を入れている。

北海道立紋別病院

責任者　及川郁夫

住所	〒094-8709　紋別市緑町5-6-8
電話	01582-4-3111
FAX	01582-6-2333
（ホームページ	http://www.pref.hokkaido.jp/hfukusi/hf-dbkri/monbetsu.htm）

標榜診療科	内科，循環器科，消化器科，呼吸器科，精神科，神経科，小児科，整形外科，皮膚科，肛門科，産婦人科，眼科，耳鼻咽喉科，泌尿器科，神経内科，麻酔科，リハビリテーション科，放射線科
総医師数	22名　　一般看護基準　　2対1　加算1b（一部1a）

病院の特徴
人口5万人の診療圏で唯一の総合病院として，1次，2次救急医療を初め地域センター病院としての役割を果たさなければならない。

●精神科，神経科（院内名称：精神科，神経科，精神神経科）／医長　菊地誠一●

外来	月〜金の8：00〜11：00，12：00〜15：00受付		
外来デイケア	なし	入院・開放病床数　52床，保護室2床（個別マーク式での開放制限あり）	入院・閉鎖病床数　なし
医師数（（　）内は精神保健指定医数）	2名（2名）	看護基準	3対1　加算1b
入院中に行える治療	薬物療法，精神療法，通電療法（m-ECT）		

科の特徴
人口5万人の診療圏（西紋別地区）で唯一の精神科。あらゆる精神疾患に対応しなければならない。

滝川市立病院
責任者　黒田義彦

住所　〒073-0022　滝川市大町2丁目2-34
電話　0125-22-4311
FAX　0125-24-6010
（ホームページ　http://caeser.or.jp/takimed/hospital/html/siritu.html）

標榜診療科	内科，外科，整形外科，小児科，皮膚科，産婦人科，眼科，泌尿器科，精神神経科，麻酔科，耳鼻咽喉科，リハビリテーション科，放射線科
総医師数	38名　　一般看護基準　　2対1　加算1A，1B

病院の特徴
脳外科以外の全科があり，ICUも併設され，MRI，CT検査設備も充実している。

●**精神神経科**（院内名称：精神神経科，児童・思春期外来）●

外来	月～金の午前／水～金の午後	初診受付時間	月～金の7：30～11：30
専門外来	思春期外来（水～金）		
外来デイケア	なし　　入院・開放病床数　7床	入院・閉鎖病床数	41床
医師数（（　）内は精神保健指定医数）	2名（1名）		
入院中に行える治療	薬物療法，精神療法，通電療法（m-ECT），レクレーション療法		

科の特徴
公的総合病院のため，基本診療機能に加えリエゾン患者が多い。また児童・思春期外来を併設し，周辺市町村もカバーしている。

【青　森】

（労働福祉事業団）青森労災病院
責任者　橋本　功

住所　〒031-8551　八戸市白銀町南が丘1
電話　0178-33-1551
FAX　0178-33-3277
（ホームページ　http://www.aomorih.rofuku.go.jp/）

標榜診療科	神経科，内科，神経内科，小児科，外科，整形外科，形成外科，脳神経外科，心臓血管外科，皮膚科，泌尿器科，産婦人科，眼科，耳鼻咽喉科，リハビリテーション科，麻酔科，放射線科，歯科口腔外科
総医師数	58名　　一般看護基準　　2対1

●**神経科**（院内名称：神経科）／医長　北條　敬●

外来	月～金の午前	初診受付時間	月～金の8：15～10：30
専門外来	勤労者メンタルヘルス外来（月曜日午後）		
外来デイケア	なし　　入院・開放病床数　5床	入院・閉鎖病床数	0床
医師数（（　）内は精神保健指定医数）	2名（1名）		

入院中に行える治療	薬物療法，精神療法，通電療法（m-ECT）
科の特徴	
勤労者メンタルヘルス外来	

【岩　手】

盛岡市立病院 責任者　狩野　敦	住所　〒020-0827　盛岡市本宮字小屋敷15-1 電話　019-635-0101 FAX　019-631-1661 （ホームページ　http://www2.city.morioka.iwate.jp/m-life/hosp/index.html）	
標榜診療科	内科，小児科，外科，整形外科，産婦人科，耳鼻咽喉科，放射線科，眼科，精神科，循環器科，神経内科，麻酔科，歯科，皮膚科	
総医師数	24名	一般看護基準　　2対1　加算A
病院の特徴		
①盛岡市の副都心となる盛岡南新都市開発事業（331.5ha）区域内への移転新築，②隣接町村を含め，診療圏内の二次医療を全般的にカバーしうる総合病院，③一般診療のほか感染症病棟，精神病棟を併設した公的役割をもつ医療機関，④小児難聴などによる言語治療，小児リハビリ，消化器疾患内視鏡治療，糖尿病外来など特殊専門分野の診療と治療，⑤精神障害者の社会復帰に向けた治療と訓練（作業療法，運動療法，生活訓練など），⑥患者の安らぎやプライバシーなどの療養環境に配慮し，個室の確保（一般病棟の30％）と4人室の設置，⑦オーダリングシステムの導入		
●精神科（院内名称：精神科）／医長　上田　均●			
外来	月〜金の午前	初診受付時間	月〜金の8:45〜11:00
外来デイケア	なし	入院・開放病床数　　20床	入院・閉鎖病床数　　60床
医師数（（　）内は精神保健指定医数）　　2名（2名）		看護基準	3対1加算A
入院中に行える治療	薬物療法，精神療法，作業療法，SST，通電療法（m-ECT），ARP（アルコール症治療）		
科の特徴			
岩手県は四国4県に相当する面積を有している。当院は県庁所在地にあるため周囲に大規模な病院が多いが，入院病床を有する総合病院の精神科は盛岡市内では大学病院と当院だけであり，県内でも全部で5カ所あるにすぎない。そのため，当院の精神科では比較的広い地域からの患者さんの身体合併症についての対応を行っている。			

岩手医科大学附属病院
責任者　村井和夫

住所　〒020-8505　盛岡市内丸19-1
電話　019-651-5111
FAX　019-626-4807
（ホームページ　http://www.iwate-med.ac.jp/）

標榜診療科	精神神経科，内科，心療内科，神経内科，循環器科，リウマチ科，アレルギー科，外科，呼吸器外科，心臓血管外科，脳神経外科，整形外科，形成外科，産婦人科，小児科，耳鼻咽喉科，眼科，皮膚科，泌尿器科，放射線科，リハビリテーション科，麻酔科
一般看護基準	2対1　加算（看護補助加算，夜間勤務等看護加算）

病院の特徴
特定機能病院Ⅱ群入院基本料3。精神科救急，身体合併症，コンサルテーション・リエゾン精神医学に対応。病院全体の特徴として特定機能病院Ⅰ群入院基本料1で高度救命救急センターを併設。

●精神神経科（院内名称：精神神経科）●

外来	月～金の午前と午後／第2・4土曜の午前	初診受付時間	月～金の午前
外来デイケア	なし	入院・開放病床数　0床	入院・閉鎖病床数　78床
医師数（（　）内は精神保健指定医数）	22名（6名）		
看護基準	2.5対1加算（看護補助加算，夜間勤務等看護加算）		

【秋　田】

医療法人明和会　中通総合病院
責任者　花岡農夫

住所　〒010-8577　秋田市南通みその町3-15
電話　018-833-1122
FAX　018-837-5836
（ホームページ　http://www.meiwakai.or.jp/nakadori/）

標榜診療科	神経精神科，内科，消化器科，循環器科，神経内科，代謝科，呼吸器科，外科，整形外科，脳神経外科，心臓血管外科，呼吸器外科，泌尿器科，小児外科，皮膚科，乳腺内分泌外科，耳鼻咽喉科，眼科，放射線科，小児科，産科・婦人科，病理科，麻酔科
総医師数　83名	一般看護基準　16対1

病院の特徴
（神経症，てんかん，気分障害）

●神経精神科（院内名称：精神科）／部長　沓澤　理●

外来	月～土の午前／月・水・木の午後	初診受付時間	月～土の7:00～18:00
外来デイケア	なし	入院・開放病床数　20床	入院・閉鎖病床数　0床

医師数(( )内は精神保健指定医数)	5名（3名）	看護基準	16対1
入院中に行える治療	薬物療法，精神療法		
科の特徴	一般病棟での入院治療。		

【山　形】

山形県立中央病院
責任者　横山紘一

住所　〒990-2292　山形市青柳1800
電話　023-685-2626
FAX　023-685-2608
（ホームページ　http://www.ypch.gr.jp/）

標榜診療科	心療内科・精神科，内科・循環器科，神経内科，小児科，外科，整形外科，形成外科，脳神経外科，呼吸器外科，心臓血管外科，皮膚科，泌尿器科，産婦人科，眼科，耳鼻咽喉科，放射線科，歯科口腔外科，麻酔科		
総医師数	常勤医82名	一般看護基準	2対1
病院の特徴	救命救急センター，新生児のICU（NICU），緩和ケア病棟併設		

●心療内科・精神科（院内名称：心療内科）／医長　東谷慶昭●

外来	月～金の午前のみ	初診受付時間	月～金の7:30～11:30
外来デイケア	なし	入院・開放病床数　なし	入院・閉鎖病床数　なし
医師数(( )内は精神保健指定医数)	常勤医1名（1名），非常勤医0.2人（週に1回の外来手伝い）		
科の特徴	外来のみひとり医長の精神科。		

米沢市立病院
責任者　日下部　明

住所　〒992-8502　米沢市相生町6-36
電話　0238-22-2450
FAX　0238-22-2876
（ホームページ　http://www.omn.ne.jp/~siritu/）

標榜診療科	神経・精神科，内科，神経内科，小児科，皮膚科，放射線科，外科，心臓血管外科，整形外科，形成外科，耳鼻咽喉科，麻酔科		
総医師数	35名	一般看護基準	2.5対1　加算80
病院の特徴	地域中核病院		

●神経・精神科（院内名称：神経科・精神科）／医長　伊藤正尚●			
外来	月～金の午前／金の午後	初診受付時間	月～金の8：30～12：00
専門外来	アルコール外来（金曜日午後）／アルコール家族教室（水曜日午後）		
外来デイケア	あり　　入院・開放病床数　47床	入院・閉鎖病床数	35床
医師数（（　）内は精神保健指定医数）	4名（1名）	看護基準	3.5対1　加算12
入院中に行える治療	薬物療法，精神療法，通電療法（m-ECT）		
科の特徴			
児童・思春期～老年期まで幅広く対応。			

山形県立日本海病院
責任者　亀山仁一

住所　〒998-8501　酒田市あきほ町30
電話　0234-26-2001
FAX　0234-26-5103
（ホームページ　http://www.nihonkai.gr.jp/~yakuzai/index.html#index）

標榜診療科	内科，循環器科，消化器科，心療内科（精神科医が兼務），精神科，神経内科，小児科，外科，こう門科，整形外科，形成外科，脳神経外科，心臓血管外科，呼吸器外科，皮膚科，泌尿器科，産婦人科，眼科，耳鼻咽喉科，気管食道科，リハビリテーション科，放射線科，麻酔科，歯科，歯科口腔外科		
総医師数	常勤医62名，研修医10名	一般看護基準	1対1

●心療内科，精神科（院内名称：精神科・心療内科）／医長　高橋誠一郎（精神科・心療内科兼務）●			
外来	月～金の午前と午後 午後は精神療法を中心とした完全予約	初診受付時間	月～金の8：00～11：00
外来デイケア	なし　　入院・開放病床数　0床	入院・閉鎖病床数	0床
医師数（（　）内は精神保健指定医数）	1名（1名）		

酒田市立酒田病院
責任者　栗谷義樹

住所　〒998-8585　酒田市千石町2丁目3-20
電話　0234-23-1111
FAX　0234-26-1946
（ホームページ　http://www.hospital.sakata.yamagata.jp/）

標榜診療科	神経科・精神科，内科，消化器科，外科，整形外科，小児科，脳神経外科，皮膚科，泌尿器科，産婦人科，眼科，耳鼻咽喉科，放射線科，麻酔科
一般看護基準	2.5対1

●神経科・精神科（院内名称：神経科）／医長　渡部俊幸●			
外来	月～金の午前／火・木の午後	初診受付時間	月～金の8：30～11：30

専門外来	もの忘れ外来（水曜日）			
外来デイケア	なし	入院・開放病床数　16床	入院・閉鎖病床数	0床
医師数（（　）内は精神保健指定医数）		2名（2名）		
入院中に行える治療	薬物療法　精神療法　通電療法（m-ECT）			
科の特徴 老人性痴呆疾患センター併設。				

公立置賜総合病院
責任者　坪井昭三

住所　〒992-0601　東置賜郡西町大字西大塚2000
電話　0238-46-5000
FAX　0238-46-5711
（ホームページ　http://www.okitama-hp.or.jp/）

標榜診療科	内科，小児科，精神科，神経内科，外科，整形外科，脳神経外科，心臓血管外科，産婦人科，眼科，耳鼻咽喉科，皮膚科，泌尿器科，リハビリテーション科，放射線科，麻酔科，歯科口腔外科
一般看護基準	2.5対1

病院の特徴
公立置賜総合病院は，1995年11月に山形県，長井市，南陽市，川西町，飯豊町で置賜広域病院組合を設立，置賜地域の高度医療を担う拠点として，長井市立総合病院，南陽市立総合病院，川西町立病院および飯豊町国民健康保険診療所を再編して，2000年11月に開院した。そして，各市町には，住民の皆様のより身近な医療機関として，主として初期医療，慢性期医療を担うサテライト医療施設を新たに設置した。公立置賜病院では，救命救急医療をはじめ悪性新生物，循環器疾患などに対する高度な診断治療を行うとともに，専門的なリハビリテーション医療などを充実させ，置賜地域の皆様に良質で適切な医療を提供している。

●精神科（院内名称：精神科）／医長　沼田由紀夫●

外来	月～金の午前		初診受付時間	月～金の8：30～11：30
外来デイケア	なし	入院・開放病床数　20床	入院・閉鎖病床数	0床
医師数（（　）内は精神保健指定医数）		2名（1名）		
入院中に行える治療	薬物療法，精神療法，通電療法（m-ECT），ARP（アルコール症治療）			

科の特徴
当院精神科は，2名の常勤医が診療にあたる。診療内容としては，神経症，うつ病，精神分裂病，不眠症，痴呆などを中心とする精神科関連疾患の診断，治療である。入院病床は20床で，主として精神疾患の急性期治療を行い，短期間の入院加療を目指す。回復期以降の治療は，サテライト医療施設である公立置賜長井病院精神科や他の専門病院に依頼し，治療を継続することになる。さらに総合病院にベッドを有する精神科という特質を生かし，精神疾患に身体疾患を合併した患者さんに対して，一般医師の協力を得て，治療にあたっている。逆に身体疾患を有する患者さんで，精

神科の診断や治療を必要とするケースもあるので，他科の医師や看護婦と治療的連携をもつコンサルテーション・リエゾン精神医療を推進することも，我々精神科医師の重要な役割と考えている。

【福　島】

福島県立医科大学医学部附属病院	住所　〒960-1295　福島市光が丘1 電話　024-548-2111 FAX　024-548-6735 （ホームページ　http://www.fmu.ac.jp/）
標榜診療科	神経精神科，第一内科，第二内科，第三内科，神経内科，呼吸器科，第一外科，第二外科，脳神経外科，整形外科，形成外科，心臓血管外科，産科婦人科，小児科，眼科，皮膚科，泌尿器科，耳鼻咽喉科，放射線科，麻酔科，歯科口腔外科，救急科
一般看護基準	2対1　特定機能病院
病院の特徴	大学病院。

●神経精神科（院内名称：精神神経科）／医長　丹羽真一●

外来	月〜金の午前／火〜金の午後	初診受付時間	月〜金の8：15〜11：00
専門外来	アルコール外来（火曜日）／思春期外来（水・金曜日）／物忘れ外来（水曜日）／小児外来（水・金曜日）／てんかん外来（木曜日）／禁煙外来			
外来デイケア	あり	入院・開放病床数	0床	入院・閉鎖病床数	30床
医師数（（　）内は精神保健指定医数）	22名（7名）			
入院中に行える治療	薬物療法，精神療法，SST，通電療法（m-ECT），ARP（アルコール症治療）			
科の特徴	外来，入院治療とも，外面的に行われていること。			

総合病院　福島赤十字病院 責任者　水野　章	住所　〒960-8530　福島市入江町11-31 電話　024-534-6101 FAX　024-534-5205 （ホームページ　http://www.fukushima-med-jrc.jp/）		
標榜診療科	精神神経科，内科，呼吸器科，循環器科，消化器科，心療内科，小児科，外科，心臓血管外科（循環器外科），整形外科，脳神経外科，皮膚科，眼科，耳鼻咽喉科，泌尿器科，産婦人科，麻酔科，リハビリテーション科，放射線科		
総医師数	36名	一般看護基準	2対1　加算1

病院の特徴	
「赤十字精神」に基づいた「全人医療」を心がけている。	

●精神神経科，心療内科 (院内名称：精神神経科・心療内科)／精神神経科部長　沼田吉彦●		
外来	月～土の午前／水・金の午前 （第2・4土曜は休診）		初診受付時間　月～金の8：45～11：00
外来デイケア	なし	入院・開放病床数　　0床	入院・閉鎖病床数　　40床
医師数（（　）内は精神保健指定医数）		2名（2名）	看護基準　　3対1　加算3
入院中に行える治療			薬物療法，精神療法，SST，通電療法（m-ECT），ARP，摂食障害の行動療法　他
科の特徴			
当地域二次医療圏では，当科の出身が「有床」の総合病院精神科医療を行っている。			

財団法人　竹田綜合病院

責任者　青木孝直

住所　〒965-8585　会津若松市山鹿町3-27
電話　0242-27-5511（代表）
FAX　0242-29-9852（精神科）
（ホームページ　http://www.takeda.or.jp/）

標榜診療科	内科・心療内科，リュウマチ科，循環器科，消化器科，神経内科，呼吸器科，小児科，外科，肛門科，小児外科，整形外科，形成外科，脳神経外科，心臓血管外科，皮膚科，泌尿器科，産婦人科，眼科，耳鼻咽喉科，リハビリテーション科，放射線科，麻酔科，歯科，精神科		
総医師数	106名	一般看護基準	2対1　加算A

病院の特徴
地域の中核病院。現在，急性期病院として機能し，近日中に地域医療支援病院としての承認を受ける予定。その他，在宅介護支援センター，訪問介護ステーション，ヘルパーステーション，デイサービスセンター居宅介護支援事業所をもつ。

●精神科 (院内名称：精神科)／科長　星野修三●		
外来	月～土の午前と午後／土の午前 （第2・4土曜は休診）		初診受付時間　月～土の8：30～16：00
専門外来　　アルコール外来（火曜日）		
外来デイケア	あり	入院・開放病床数　　126床	入院・閉鎖病床数　　158床
医師数（（　）内は精神保健指定医数）		6名（4名）	
入院中に行える治療			薬物療法，精神療法，作業療法，SST，通電療法（m-ECT），ARP（アルコール症治療），家族療法

科の特徴	
急性期治療，リハビリ，療養病棟をもち，24時間あらゆるニーズに対応。大規模デイケア，福祉ホームの運営，応急入院指定，精神科訪問看護，痴呆疾患センター。	

【栃 木】

上都賀総合病院 責任者　田代亜彦	住所　〒322-8550　鹿沼市下田町1-1033 電話　0289-64-2161 FAX　0289-64-2468 （ホームページ　http://www.kamituga-hp.or.jp/）		
標榜診療科	内科，代謝内分泌科，神経内科，呼吸器科，消化器科，循環器科，精神神経科，小児科，外科，形成外科，整形外科，脳神経外科，皮膚科，泌尿器科，産婦人科，眼科，耳鼻咽喉科，リハビリテーション科，放射線科，麻酔科		
総医師数	58名	一般看護基準	2対1　加算A
病院の特徴	農協会員の出資により1935年7月20日に開設以来，組合員および一般住民に対する医療活動を展開している。医師等の人的充足および各種最新医療機器の充実ならびに施設の拡充を図り，公的基幹病院として高度な医療を提供し，地域医療の確保の使命を果たしている。		
●精神神経科（院内名称：精神神経科）／医長　衛藤進吉●			
外来	月〜金の午前と午後／土の午前	初診受付時間	月〜土の8:30〜11:30
外来デイケア　あり	入院・開放病床数　50床		入院・閉鎖病床数　100床
医師数（（ ）内は精神保健指定医数）　4名（2名）			
入院中に行える治療	薬物療法，精神療法，作業療法，SST，通電療法（m-ECT），集団精神療法		
科の特徴	542床の臨床研修指定総合病院の精神神経科である。精神科病床は，男女混合の1開放病棟（50床）と男女別の2閉鎖病棟（100床）を有している。児童思春期から老年期までの精神疾患を対象として，精神保健福祉法に定める任意入院，医療保護入院，措置入院に対応している。総合病院精神科として，身体他科との協力で身体合併症患者の治療を行っている。精神分裂病の急性期治療から回復期治療，作業療法や生活技能訓練療法，デイケア等による社会復帰治療に加えて，健康福祉センターや共同作業所等と連携した地域精神医療活動を行っている。		

【群　馬】

桐生厚生総合病院
責任者　山田　衛

- 住所　〒376-0024　桐生市織姫町6-3
- 電話　0277-44-7171
- FAX　0277-44-7170
- （ホームページ　http://www.kosei-hospital.kiryu.gunma.jp/）

標榜診療科	内科，精神科，神経内科，小児科，外科，整形外科，脳神経外科，呼吸器外科，心臓血管外科，皮膚科，泌尿器科，産婦人科，眼科，耳鼻咽喉科，麻酔科，リハビリテーション科，放射線科，歯科・歯科口腔外科
総医師数	73名
一般看護基準	2対1　加算A

病院の特徴
急性期疾患医療中心とし，地域の中核病院として住民に高度な医療を提供している。

●精神科（院内名称：精神神経科）／医長　小保方　馨●

外来	月〜金の午前／月・水・木・金の午後	初診受付時間	月〜金の8:45〜11:30
外来デイケア	なし	入院・開放病床数　0床	入院・閉鎖病床数　0床
医師数（（　）内は精神保健指定医数）	1名（0名）		
入院中に行える治療	薬物療法，精神療法		

伊勢崎市民病院
責任者　荒井泰道

- 住所　〒372-0812　伊勢崎市連取町1180
- 電話　0270-25-5022
- FAX　0270-25-5023
- （ホームページ　http://www.hospital.isesaki.gunma.jp/）

標榜診療科	精神神経科，内科，神経内科，循環器科，小児科，外科，整形外科，形成外科，脳神経外科，心臓血管外科，皮膚科，泌尿器科，産婦人科，眼科，耳鼻咽喉科，リハビリテーション科，放射線科，麻酔科，歯科口腔外科
総医師数	80名
一般看護基準	2.5対1

病院の特徴
地域の中核病院として，機能している。

●精神神経科（院内名称：神経科）●

外来	月〜金の午前と午後／土の午前	初診受付時間	月〜金の8:30〜11:00
外来デイケア	なし	入院・開放病床数　524床（感染4床）	入院・閉鎖病床数　0床
医師数（（　）内は精神保健指定医数）	2名（1名）		
入院中に行える治療	薬物療法，精神療法		

科の特徴	
リエゾン精神医学を中心としている。	

利根中央病院	住所　〒378-0053　沼田市東原新町1855-1
責任者　都築　靖	電話　0278-22-4321 FAX　0278-22-4393 （ホームページ　http://www.tonehoken.or.jp/）

標榜診療科	精神科，内科，呼吸器科，消化器科，アレルギー科，リウマチ科，外科，小児科，肛門科，産婦人科，脳神経外科，整形外科，眼科，皮膚科，泌尿器科，耳鼻咽喉科，放射線科，リハビリテーション科，循環器科
総医師数	45名　　　一般看護基準　　2.5対1　加算10
病院の特徴	2次医療圏の中で最大、かつほとんどの診療科をもち、地域の基幹病院としての役割を担っている。2000年より厚生省臨床研修指定病院。

●精神科（院内名称：精神神経科）／医長　渡會昭夫●

外来	月〜金の午前と午後／土の午前	初診受付時間	月〜金の8：30〜11：30 土の13：30〜16：00
専門外来	けいれん外来（木曜日午後）		
外来デイケア	あり（30人小規模デイケア）	入院・開放病床数 48床	入院・閉鎖病床数 0床
医師数（（　）内は精神保健指定医数）	4名（2名）		
入院中に行える治療	薬物療法，精神療法，ECTは行える。作業療法はしているが，診療報酬にのっとった形は不可能。		
科の特徴	県内に稀少な有床の総合病院精神科として、院内外の一般科に発生する精神科的諸問題，痴呆，せん妄，うつ病，神経症，自殺に対応している。		

【埼　玉】

防衛医科大学校病院	住所　〒359-8513　所沢市並木3-2
	電話　042-995-1511 （ホームページ　http://www.ndmc.ac.jp/hospital/top_h.html）

標榜診療科	精神科，第一内科，第二内科，第三内科，小児科，第一外科，第二外科，脳神経外科，整形外科，皮膚科，泌尿器科，眼科，耳鼻咽喉科，産科婦人科，放射線科，麻酔科，形成外科，歯科口腔外科
総医師数	150名　　　一般看護基準　　2対1

病院の特徴				
特定機能病院				

●**精神科**（院内名称：精神科）／医長　野村総一郎●

外来	月～金の午前と午後		初診受付時間	月～金の8：30～10：30
外来デイケア	なし	入院・開放病床数　　0床	入院・閉鎖病床数	26床
医師数（（　）内は精神保健指定医数）		5名（4名）		
入院中に行える治療	薬物療法，精神療法，通電療法（m-ECT），磁気刺激療法（S.TMS）			
科の特徴				
気分障害の標準治療外来を設置。				

【千　葉】

国立千葉病院	住所　〒260-8606　千葉市中央区椿森4-1-2
責任者　武者廣隆	電話　043-251-5311 FAX　043-255-1675 （ホームページ　　http://www.hosp.go.jp/~chiba）

標榜診療科	内科，精神科，神経科，呼吸器科，消化器科，循環器科，小児科，放射線科，外科，皮膚科，泌尿器科，整形外科，産婦人科，脳神経外科，眼科，耳鼻咽喉科，心臓血管外科，リハビリテーション科，麻酔科，歯科		
総医師数	51名	一般看護基準	2.5対1
病院の特徴			
各科の意思の疎通が良い。			

●**精神科，神経科**（院内名称：精神・神経科）／医長　海宝美和子●

外来	月～金の午前		初診受付時間	月～金の8：30～11：00
外来デイケア	なし	入院・開放病床数　　33床	入院・閉鎖病床数	0床
医師数（（　）内は精神保健指定医数）		3名（1名）		
入院中に行える治療	薬物療法，精神療法			
科の特徴				
神経症，うつ病圏内の患者が多い。病棟は神経疾患と混合病床である。				

国立精神・神経センター国府台病院

責任者　樋口輝彦

住所　〒272-8516　市川市国府台1-7-1
電話　047-372-3501
FAX　047-372-1858
（ホームページ　http://www.ncnp.go.jp/hospital/kohnodai.html）

標榜診療科	内科，心療内科，精神科，児童精神科，神経内科，消化器科，循環器科，小児科，外科，整形外科，脳神経外科，皮膚科，泌尿器科，産婦人科，耳鼻咽喉科，リハビリテーション科，放射線科，歯科，麻酔科
総医師数	82名　　一般看護基準　　2.5：1　A加算
病院の特徴	国立センターの一施設として，神経，精神，筋に関連する幅広い疾患の臨床と研究に従事している。

●精神科，児童精神科（院内名称：精神科，児童精神科）●

外来	月〜金の11:00まで。予約の場合は午後も可。
初診受付時間	精神科　月〜金の11:00まで。救急の場合はこの限りにあらず。児童精神科　金曜のみ。すべて予約で，1日12人まで。
専門外来	てんかん外来（木曜の午前）／睡眠障害外来（月〜木曜の午後）
外来デイケア	あり

入院・開放病床数	128床（うち40床は児童精神科）	入院・閉鎖病床数	190床

医師数（（　）内は精神保健指定医数）	30名（11名）
入院中に行える治療	薬物療法，精神療法，作業療法，SST，m-ECT，心理教育（患者・家族），高照度光療法
科の特徴	精神科救急・合併症に対応（応急入院措置入院指定），臨床試験に対応，日本唯一の大規模な心理教育を常時実施，睡眠障害・薬物依存・精神分裂病・児童思春期などの臨床研究を実施。

成田赤十字病院

住所　〒286-0041　成田市飯田町90-1
電話　0476-22-2311
FAX　0476-22-6477

標榜診療科	内科，外科，小児科，精神科，脳外科，産婦人科，耳鼻科，眼科，神経内科，心臓血管外科，形成外科，口腔外科，麻酔科，放射線科，整形外科，泌尿器科，リハビリテーション科
総医師数	105名　　一般看護基準　　2対1　加算 夜勤・a
病院の特徴	地域基幹病院。救命救急医療センターを併設し救急医療に力を入れている。

●精神科（院内名称：精神神経科）／医長　佐藤茂樹●		
外来	月～金の午前と午後／土の午前 （第2・4土曜は休診）	初診受付時間　月～土の8：00～11：00
外来デイケア　あり	入院・開放病床数　　0床	入院・閉鎖病床数　　50床
医師数（（　）内は精神保健指定医数）　　5名（4名）		
入院中に行える治療	薬物療法，精神療法，通電療法（m-ECT）	
科の特徴 急性期治療，身体合併症治療を中心に運営している。		

総合病院　国保旭中央病院
責任者　村上信乃

住所　〒289-2511　旭市イの1326番地
電話　0479-63-8111　　神経精神科0479-63-6576
FAX　0479-63-8580
（ホームページ　http://www.hospital.asahi.chiba.jp/）

標榜診療科	内科，外科，産婦人科，小児科，新生児科，放射線科，眼科，循環器科，耳鼻咽喉科，皮膚科，泌尿器科，整形外科，理学療法科，歯科，麻酔科，神経精神科，脳神経外科，消化器科，呼吸器科，臨床血液科，神経内科，心臓外科，形成外科，リハビリテーション科，歯科口腔外科，人工透析科，集中治療科	
総医師数　　174名	一般看護基準　　2対1	
病院の特徴 診療圏人口約100万人。1～3次の救急患者に対して，常時24時間応需の救急センターをもつ。厚生省臨床研修指定医として研修医の教育に力を入れている。		

●神経精神科（院内名称：神経精神科）／神経精神科主任部長　飯塚　登●		
外来	月～金の午前と午後	初診受付時間　月～金の8：00～11：00
外来デイケア　なし	入院・開放病床数　128床	入院・閉鎖病床数　122床
医師数（（　）内は精神保健指定医数）　　12名（8名）		看護基準　3対1　補助看護加算　10対1
入院中に行える治療	薬物療法，精神療法，作業療法，SST，通電療法（m-ECT）	
科の特徴 基幹総合病院としては全国的にも珍しい大規模（250床）の精神科病床を有し，単科精神病院を併せ持っている。24時間救急体制。		

国立がんセンター東病院

責任者　海老原　敏

住所　〒277-8577　柏市柏の葉6-5-1
電話　0471-34-7013
FAX　0471-34-7026
(ホームページ　http://www.ncc.go.jp/jp/ncce/index.html)

標榜診療科	精神科，呼吸器内科，呼吸器外科，消化器内科，消化器外科，肝胆膵内科，肝胆膵外科，放射線科，化学療法科，頭頸科，整形外科，乳腺外科，麻酔科
総医師数	100名
病院の特徴	がん専門病院

●精神科（院内名称：精神科）／医長　内富庸介●

外来	月・水・金の午前と午後	初診受付時間	月・水・金の10:00～13:00
外来デイケア	なし	入院・開放病床数　0床	入院・閉鎖病床数　0床
医師数（（ ）内は精神保健指定医数）		4名（1名）	
入院中に行える治療	薬物療法，精神療法		

科の特徴
がん患者とその家族の精神的ケアのみを扱っている。

浦安市川市民病院

責任者　尾原義悦

住所　〒279-0001　浦安市当代島3-4-32
電話　047-351-3101
FAX　047-352-6237

標榜診療科	精神科，内科，外科，小児科，産婦人科，放射線科，皮膚科，眼科，耳鼻咽喉科，泌尿器科，整形外科，形成外科，脳神経外科，麻酔科
総医師数	42名
一般看護基準	2対1

病院の特徴
1948年創立の浦安市，市川市の両市設立による「総合病院」。在宅医療など地域に密着した医療に重点をおく。

●精神科（院内名称：メンタルクリニック）／医長　南　雅之●

外来	月～金の午前／火の午後	初診受付時間	月～金の8:00～11:00
外来デイケア	なし	入院・開放病床数　0床	入院・閉鎖病床数　0床
医師数（（ ）内は精神保健指定医数）		常勤1名／非常勤1名（1名）	

科の特徴
一般外来診療，病棟でのリエゾン活動に加え，地域に根ざした精神医療を目指し，地域看護科と協力して，患者さんのみならず家族に対しても働きかけをしている。当院だけで対処できないケースには他院および施設の紹介も行っている。

【東　京】

駿河台日本大学病院	住所　〒101-8309　千代田区神田駿河台1-8-13
責任者　上松瀬勝男	電話　03-3293-1711（代） FAX　03-3293-1733（精神科医局） （ホームページ　http://www.nichidaibyouin.org/index.htm）
標榜診療科	精神科、神経科、内科、消化器科、循環器科、小児科、皮膚科、外科、脳神経外科、整形外科、泌尿器科、産婦人科、耳鼻咽喉科、眼科、放射線科、神経内科、心臓血管外科、麻酔科、ペインクリニック

●**精神科, 神経科** (院内名称：精神科)／医長　松浦雅人●

外来	月〜金の午前と午後／第1・3・5土曜の午前			
初診受付時間	月〜土の9：00〜12：00			
専門外来	睡眠障害外来（水曜日）／てんかん外来（金曜日）			
外来デイケア	なし	入院・開放病床数	0床	入院・閉鎖病床数　0床
医師数（（　）内は精神保健指定医数）		3名（3名）		

国立国際医療センター	住所　〒162-8656　新宿区戸山1-21-1
責任者　小堀鴎一郎	電話　03-3202-7181 FAX　03-3207-1038 （ホームページ　http://www.imcj.go.jp/imcjhome.htm）
標榜診療科	精神科、総合診療科、血液内科、消化器科、小児科、外科、呼吸器外科、心臓血管外科、放射線科、産婦人科、膠原病科、感染症科、内分泌代謝科、腎臓・循環器科、呼吸器科、整形外科、形成外科、泌尿器科、神経内科、脳神経外科、皮膚科、眼科、耳鼻咽喉科、リハビリテーション科、麻酔科、歯科、歯科口腔外科
総医師数	120名　　　一般看護基準　　2対1　加算A

●**精神科** (院内名称：精神科)／医長　笠原敏彦●

外来	月〜金の午前	初診受付時間	月〜金の9：00〜11：00
外来デイケア	なし　　入院・開放病床数　　40床	入院・閉鎖病床数	0床
医師数（（　）内は精神保健指定医数）		3名（3名）	
入院中に行える治療	薬物療法		

リスト①：総合病院精神科・神経科　診療状況

東京

東京女子医科大学病院
責任者　東間　紘

住所　〒162-8666　新宿区河田町8-1
電話　03-3353-8111
FAX　03-3351-8979
（ホームページ　http://www.twmu.ac.jp/TWMU/Medicine/RinshoKouza/151/index.html）

標榜診療科	神経精神科・心身医療科, 血液内科, 小児科, 一般外科, 整形外科, 形成外科, 皮膚科, 婦人科, 眼科, 耳鼻咽喉科, 放射線科, 麻酔科, 歯科口腔外科, 循環器内科, 心臓血管外科, 循環器小児科, 消化器内科, 消化器外科, 神経内科, 脳神経外科, 腎臓内科, 腎臓外科, 腎臓小児科, 泌尿器科, 内分泌内科, 内分泌外科, 呼吸器内科, 呼吸器外科, リハビリテーション
総医師数	893名
一般看護基準	2対1

病院の特徴
大学病院精神科としては66床（すべて閉鎖病棟）と多くの病床数をもち、症例も心因性、内因性、外因性精神障害と多彩、かつ軽症から重症例まで幅広い。2001年の年間入院患者数は465人。外来診療では2001年の初診患者数（再新患も含む）は2140人で、初診は予約制をとっていない。リエゾン・コンサルテーションにも力を入れている。

●神経精神科・心身医療科（院内名称：神経精神科・心身医療科）／医長　田中朱美●

外来	月～金の午前と午後／土の午前	初診受付時間	月～土の8：00～10：30
専門外来	発作外来（水曜日）		
外来デイケア	なし	入院・開放病床数　0床	入院・閉鎖病床数　66床
医師数（（　）内は精神保健指定医数）	28名（13名）		
入院中に行える治療	薬物療法, 精神療法, 作業療法, 通電療法（m-ECT）		

東京都立駒込病院
責任者　高橋俊雄

住所　〒113-8677　文京区本駒込3-18-22
電話　03-3823-2101
FAX　03-3824-1552
（ホームページ　http://www.komagome-hospital.bunkyo.tokyo.jp/）

標榜診療科	神経科, 内科, 総合診療科, 小児科, 外科, 整形外科, 脳神経外科, 皮膚科, 形成外科, 泌尿器科, 婦人科, 眼科, 耳鼻咽喉科, 感染症科, 麻酔科, 歯科口腔外科, 放射線科
総医師数	250名
病院の特徴	がんと感染症の専門病院。

●神経科（院内名称：神経科）／医長　赤穂理絵●

外来	月～金の午前と午後	初診受付時間	月～木の9：00～14：00
外来デイケア	なし	入院・開放病床数　0床	入院・閉鎖病床数　0床
医師数（（　）内は精神保健指定医数）	1名／非常勤医師1名（1名）		

科の特徴	
がん患者さん，HIV感染者の方へのリエゾン活動。	

昭和大学病院付属東病院

責任者　院長・小出良平，教授・上島国利

住所　〒142-0054　品川区西中延2-14-19
電話　03-3784-8567
FAX　03-3784-5268
（ホームページ　http://www10.showa-u.ac.jp/~psychiat/）

標榜診療科	精神科・神経科，一般内科，神経内科，一般外科，眼科，皮膚科，放射線科，麻酔科（昭和大学付属病院に隣接）
一般看護基準	2対1

●精神科，神経科 (院内名称：精神科)／医長　大坪天平●

外来	月〜金の午前と午後／土の午前（第2，4土曜日は休診）	初診受付時間	月〜土の8：30〜11：00
専門外来	サラリーマンのうつ病（水曜日）／摂食障害（木曜日）／パニック障害（木曜日）／強迫性障害（金曜日）		
外来デイケア	なし	入院・開放病床数	0床	入院・閉鎖病床数	50床
医師数（（ ）内は精神保健指定医数）	30名（8名）	看護基準	2.5対1
入院中に行える治療	薬物療法，精神療法，通電療法（m-ECT）

東京労災病院

責任者　永田直一

住所　〒143-0013　大田区大森南4-13-21
電話　03-3742-7301
FAX　03-3744-9310
（ホームページ　http://www.tokyoh.rofuku.go.jp/）

標榜診療科	精神神経科，内科，小児科，外科，整形外科，形成外科，脳神経外科，皮膚科，泌尿器科，産婦人科，眼科，耳鼻咽喉科，リハビリテーション科，放射線科，麻酔科，産業保健科・中毒診療科
総医師数	67名	一般看護基準	2.5対1　加算A，夜間看護Ia
病院の特徴	勤労者医療を推進，メンタルヘルス活動にも力を入れている。

●精神神経科／診療科部長　桂川修一●

外来	再診は月〜金の午前／初診は月〜金の午後
初診受付時間	月〜金の8：30〜11：00（予約制）
専門外来	英語圏に限った多文化外来あり（予約制）

外来デイケア	なし	入院・開放病床数	2床（一般病床）	入院・閉鎖病床数	0床
医師数（（ ）内は精神保健指定医数）		2名（1名）			
入院中に行える治療	薬物療法，精神療法，作業療法，理学療法				

科の特徴
リハビリテーション科と連携して入院中に理学療法，作業療法が行えること　脳外科，整形外科と連携して労災認定に積極的に関わっていること。

公立学校共済組合　関東中央病院
責任者　前川和彦

住所　〒158-8531　世田谷区上用賀6-25-1
電話　03-3429-1171
FAX　23-3426-0326
（ホームページ　http://www1.ocn.ne.jp/~kch/）

標榜診療科	内科，小児科，外科，心臓血管外科，整形外科・リハビリ，泌尿器科，神経精神科，歯科，脳神経外科，皮膚科，泌尿器科，産婦人科，眼科，耳鼻咽喉科，放射線科
総医師数	57名
一般看護基準	2対1　加算A

病院の特徴
設置主体は公立学校共済組合であり，教職員のための職域病院という側面を持つ。また地域における中核病院としての役割も担っている。

●**神経精神科**／医長　岡田　謙●

外来	月～金の午前再診（11:00まで受付）／月～金の午後（予約のみ）
初診受付時間	月～金の8:30～11:00
専門外来	思春期外来／教職リハビリ外来（火・木・金曜日）
外来デイケア	あり	入院・開放病床数	50床	入院・閉鎖病床数	0床
医師数（（ ）内は精神保健指定医数）	4名（4名）	看護基準	3対1　加算A		
入院中に行える治療	薬物療法，精神療法，通電療法（m-ECT），集団生活療法				

科の特徴
思春期精神疾患が中心。教職員（求職中）への精神科リハビリを行っている。

都立広尾病院
責任者　加賀谷寿孝

住所　〒150-0013　渋谷区恵比寿2-34-10
電話　03-3444-1181
FAX　03-3444-3196
（ホームページ　http://www.byouin.metro.tokyo.jp/hiroo/）

標榜診療科	内科，呼吸器科，循環器科，神経科，小児科，外科，心臓血管外科，整形外科，脳神経外科，形成外科，皮膚科，泌尿器科，産婦人科，眼科，耳鼻咽喉科，診療

	放射線科，麻酔科，歯科，歯科口腔外科，総合救急診療科
一般看護基準	2対1　加算（なし）
病院の特徴	
都立病院改革により災害救急支援基幹病院としての機能を担うことになった。2002年7月からは東京ERがスタートした。都の島嶼医療も広尾病院の管轄である。	

●神経科（院内名称：神経科）／医長　新谷昌宏●

外来	月～金の午前と午後	初診受付時間	月～金の9:00～12:00
外来デイケア	なし	入院・開放病床数　30床	入院・閉鎖病床数　0床
医師数（（）内は精神保健指定医数）	8名（4名）		
看護基準	3対1　加算（看護補助加算10対1，精神病棟入院基本料3）		
入院中に行える治療	薬物療法，精神療法，通電療法		
科の特徴			
神経科病棟設立当初は都心の開放病棟の特徴を生かしうつ病や神経症などの入院治療が多かったようであるが，ここ数年は敷居を低くし多岐にわたる疾患を受け入れている。特に都立の総合病院神経科として精神科救急と合併症治療を求められているため精神分裂病の急性期や痴呆，せん妄患者が多い。他科への往診依頼以外に，病院全体へのサービスとして救急部を中心に毎日回診型のリエゾン活動を行っている。			

東海大学八王子病院

責任者　松崎松平

住所　〒192-0032　八王子市石川町1838
電話　0426-39-1111
FAX　0426-39-1112
（ホームページ　http://www.hachioji-hosp.tokai.ac.jp/）

標榜診療科	内科，循環器科，呼吸器科，消化器科，神経内科，リウマチ科，アレルギー科，精神科（心療内科），小児科，外科，呼吸器外科，心臓血管外科，整形外科，脳神経外科，泌尿器科，形成外科，産婦人科，眼科，耳鼻咽喉科，皮膚科，放射線科，リハビリテーション科，歯科口腔外科，麻酔科
総医師数	49名
病院の特徴	
大学病院にふさわしい高度な最先端医療が提供できる最新鋭の医療機器を導入し，あらゆる疾患に対応できる幅広く充実した診療科目に専門領域を極めた医療スタッフを配し，万全の医療体制を整備している。さらに全機能をコンピュータにより管理しながら診療を行う新医療情報システムを導入した世界でも未だ例の少ない先駆的な病院である。	

●精神科（院内名称：精神科・心療内科）／医長　青木孝之●

外来	月～金と土（第2・4・5のみ）の午前

初診受付時間	月と木の8:00〜15:00,火・水・金と第2・3・5土は8:00〜11:00			
外来デイケア	なし	入院・開放病床数　　0床	入院・閉鎖病床数	0床
医師数（（　）内は精神保健指定医数）		2名，内常勤1名，非常勤1名（1名）		
科の特徴				
偏りなく精神疾患全般について診療している。				

国家公務員共済組合連合会立川病院
責任者　矢部　裕

住所　〒190-8531　立川市錦町4-2-22
電話　042-523-3131
FAX　042-522-5784
（ホームページ　http://www.tachikawa-hosp.gr.jp/）

標榜診療科	神経科，精神科，内科，神経内科，外科，小児科，産科，婦人科，眼科，整形外科，形成外科，耳鼻咽喉科，脳神経外科，皮膚科，泌尿器科，放射線科，麻酔科，歯科口腔外科，リハビリテーション科		
総医師数	64名	一般看護基準　　2対1	
病院の特徴			
地域の中核病院。			

●神経科，精神科（院内名称：神経科）／部長　上村秀樹●

外来	月〜金の午前と午後／第2・4土曜の午前（初診以外予約制）		
初診受付時間	月〜土の9:00〜11:30		
専門外来	自律神経外来（木曜日午後）		
外来デイケア　　なし	入院・開放病床数　　63床	入院・閉鎖病床数	0床
医師数（（　）内は精神保健指定医数）　　5名（2名）		看護基準　　3対1	
入院中に行える治療	薬物療法，精神療法，通電療法（m-ECT）		
科の特徴			
Medical Psychiatry Unit（MPU）			

武蔵野赤十字病院
責任者　三宅祥三

住所　〒180-8610　武蔵野市境南1-26-1
電話　0422-32-3111
FAX　0422-32-3525
（ホームページ　http://www.musashino.jrc.or.jp/）

標榜診療科	精神科，内科，循環器科，消化器科，呼吸器科，神経内科，外科，呼吸器外科，心臓血管外科，整形外科，脳神経外科，産婦人科，小児科，耳鼻咽喉科，眼科，皮膚科，泌尿器科，放射線科，心療内科，麻酔科，形成外科，リハビリテーション科

病院の特徴	
地域の基幹病院。	

●精神科，心療内科（院内名称：心療内科）／医長　山崎友子●			
外来	月〜金の午前と午後	初診受付時間	月〜金の8：30〜11：00
外来デイケア　なし	入院・開放病床数　　0床		入院・閉鎖病床数　　0床
医師数（（　）内は精神保健指定医数）　　3名（1名）			
科の特徴			
リエゾン精神医療。			

青梅市立総合病院
責任者　星　和夫

住所　〒198-0042　青梅市東青梅4-16-5
電話　0428-22-3191
FAX　0428-24-5126
（ホームページ　http://www.mghp.ome.tokyo.jp/）

標榜診療科	内科（神経内科含む），呼吸器科，消化器科，循環器科，外科，脳神経外科，呼吸器外科，整形外科，産婦人科，皮膚科，泌尿器科，小児科，眼科，耳鼻咽喉科，精神科，放射線科，麻酔科，リハビリテーション科，歯科口腔外科
総医師数　　90名	一般看護基準　　2対1

●精神科（院内名称：精神科）／医長　三ツ汐　洋●			
外来	月〜金の午前と午後	初診受付時間	月〜金の8：30〜11：30
外来デイケア　なし	入院・開放病床数　　0床		入院・閉鎖病床数　　52床
医師数（（　）内は精神保健指定医数）　　3名（2名）			
入院中に行える治療	薬物療法，精神療法，作業療法，通電療法（m-ECT），ARP（アルコール症治療）		
科の特徴			
精神科身体合併症を扱っている。			

都立府中病院
責任者　西村隆夫

住所　〒183-8524　府中市武蔵台2-9-2
電話　042-323-5111
FAX　042-323-9209
（ホームページ　http://www.fuchu-hp.fuchu.tokyo.jp/）

標榜診療科	内科，呼吸器科，循環器科，外科，神経科（精神神経科），小児科，整形外科，リハビリテーション科，放射線科，脳神経外科，形成外科，皮膚科，泌尿器科，産婦人科，眼科，耳鼻咽喉科，歯科口腔外科，神経内科，麻酔科
総医師数　　174名	一般看護基準　　3対1　加算A

病院の特徴	
三次救急医療をはじめ，成人病・リハビリテーション・精神科・結核・障害者歯科。	

●神経科（院内名称：精神神経科）●

外来	月～土の午前と午後（土曜外来は初診のみ）			
初診受付時間	月～土の8：45～11：00 （初診，再診とも予約制。予約センター（042-323-9200）に電話連絡必要）			
外来デイケア	なし	入院・開放病床数　0床	入院・閉鎖病床数	30床
医師数（（ ）内は精神保健指定医数）	9名（5名）	看護基準	3対1　加算A	
入院中に行える治療	薬物療法，精神療法，通電療法（m-ECT）			
科の特徴	東京都夜間休日救急担当病院，ICU，一般科とのリエゾンも活発。			

東京都多摩老人医療センター
責任者　林　泰史

住所　〒189-8511　東村山市青葉町1-7-1
電話　042-396-3811
FAX　042-396-3076
（ホームページ　http://www.tmtgh.metro.tokyo.jp/）

標榜診療科	内科，内分泌科，循環器科，呼吸器科，消化器科，神経内科，血液科，精神科，外科，脳神経外科，整形外科，皮膚科，麻酔科，泌尿器科，婦人科，眼科，歯科口腔外科，リハビリテーション科		
総医師数	60名	一般看護基準　　2対1	
病院の特徴	東村山市を中心とした北多摩地域で，老人を対象とした総合的かつ高度な医療を推進している。		

●精神科（院内名称：精神科）●

外来	月・火・木・金の午前と月～金の午後	初診受付時間	月～金の13：00～15：00
専門外来	気分障害外来（月曜日）／睡眠障害外来（火曜日）／アルツハイマー・物忘れ外来（水曜日）		
外来デイケア	なし	入院・開放病床数　0床	入院・閉鎖病床数　40床
医師数（（ ）内は精神保健指定医数）	4名（2名）	看護基準	3対1
入院中に行える治療	薬物療法，精神療法，作業療法，通電療法（m-ECT），回想療法		
科の特徴	高齢者のうつ病に対する無けいれん電気けいれん療法，痴呆の精査と治療，痴呆を含む精神障害者の身体合併症治療，せん妄を含む器質性精神病・症状精神病の原因精査や治療，睡眠覚醒障害・生体リズム障害の治療（高照度光照射療法を含む），老年者を対象とした精神療法（回想療法を含む），コンサルテーション・リエゾン・サービス		

【神奈川】

横浜市立大学医学部付属病院 責任者　原　正道	住所　〒236-0004　横浜市金沢区福浦3-9 電話　045-787-2800 FAX　045-787-2931 （ホームページ　http://www.user.yokohama-cu.ac.jp/~fukuura/）
標榜診療科	神経科，第一内科，第二内科，第三内科，神経内科，小児精神神経科，小児科，第一外科，第二外科，脳神経外科，整形外科，皮膚科，泌尿器科，産婦人科，眼科，耳鼻咽喉科，放射線科，歯科・口腔外科，麻酔科，リハビリテーション科，形成外科

総医師数	268名	一般看護基準	2対1

●**神経科**（院内名称：神経科）／神経科部長　井関栄三　小児精神神経科部長　竹内直樹●

外来	月～金の午前と火・水・金の午後	初診受付時間	月～金の9:00～11:00 予約制　1日3名まで
専門外来	老人クリニック（火曜日午後）／感情障害クリニック（金曜日午後）			
外来デイケア	あり	入院・開放病床数	30床	入院・閉鎖病床数	0床
医師数（（　）内は精神保健指定医数）	11名（8名） （その他，非常勤医多数）	看護基準	3対1
入院中に行える治療	薬物療法，精神療法，通電療法（m-ECT）			

科の特徴
脳器質性精神疾患野診断，治療，研究をはじめ，神経症，うつ病，精神分裂病，てんかん，摂食障害，PTSDなどあらゆる精神神経疾患を診療対象としている。

横浜南共済病院 責任者　院長・山田勝久	住所　〒236-0037　横浜市金沢区六浦東1-21-1 電話　045-782-2101 FAX　045-701-9159 （ホームページ　　http://www.minamikyousai.jp/）
標榜診療科	精神神経科，内科，リウマチ科，小児科，外科，整形外科，形成・美容外科，脳神経外科，心臓血管外科，産婦人科，眼科，耳鼻咽喉科，皮膚科，泌尿器科，放射線科，麻酔科，歯科口腔外科

総医師数	107名	一般看護基準	2.5対1

病院の特徴
病床数は655床。地域の基幹病院として，総合的な医療を行っている。

●**精神神経科**（院内名称：神経科）／部長　藤原修一郎，後藤健一●

外来	月～金の午前／水の午後	初診受付時間	月～土　2～3名（予約制）

専門外来	老人外来／うつ，不眠（それぞれ水曜日午後）				
外来デイケア	あり	入院・開放病床数	64床	入院・閉鎖病床数	0床
医師数（（ ）内は精神保健指定医数）		4名（3名）			
入院中に行える治療	薬物療法，精神療法，作業療法，通電療法（m-ECT）				
科の特徴 児童・思春期から老年期まで，外来，入院で治療が可能。					

国立横浜病院

住所　〒245-8575　横浜市戸塚区原宿3-60-2
電話　045-851-2621
FAX　045-851-3902
（ホームページ　http://www.hosp.go.jp/
　　　　　　　　~yokoham/index.htm）

標榜診療科	精神科，内科，呼吸器科，消化器科，循環器科，神経内科，小児科，外科，整形外科，脳神経外科，心臓血管外科，皮膚科，泌尿器科，産婦人科，眼科，耳鼻咽喉科，リハビリテーション科，放射線科
一般看護基準	2.5対1　加算

病院の特徴
2002年に国立横浜東病院との統廃合が行われ，現在の19科から26科の診療体制となる。また2004年の独立行政法人化を前にして，病院の生き残りをかけてハードも更新する予定。

●精神科（院内名称：精神神経科）／医長　小澤篤嗣●

外来	月～金の午前	初診受付時間	月～金の8:30～11:00
専門外来	アルコール外来（国立久里浜病院の協力により，金曜日午後に実施）		
外来デイケア	なし	入院・開放病床数　47床（うちパイピング個室5室あり）	入院・閉鎖病床数　0床
医師数（（ ）内は精神保健指定医数）		3名（2名）	
入院中に行える治療	薬物療法，精神療法，通電療法（m-ECT），レクリエーション的集団精神療法		

科の特徴
有床の総合病院精神科だが，1967年建築の別棟。1999年の改装のため，病院内では最もスペースに余裕がある病棟である。開放病棟なので，強制医療にはあまり慣れていない。個室5部屋を有効に使って，身体合併症にも工夫をしながら対応している。

総合病院　湘南病院	住所　〒237-0067　横須賀市鷹取町1-12
責任者　山口和郎	電話　0468-65-4105 FAX　0468-66-4584 (ホームページ　http://plaza9.mbn.or.jp/~shonanhp/)
標榜診療科	内科，精神神経科，小児科，外科（消化器科），整形外科，脳神経外科，耳鼻咽喉科，眼科，皮膚科，泌尿器科，産婦人科，歯科，放射線科
総医師数　25名	一般看護基準　2.5対1　加算B　看護補助者10対1

病院の特徴

地域に根ざした病院として1946年設立。京浜急行追浜駅前に位置し，駅からは1分で病院に至ることができ，交通至便。また社会福祉法人による運営であり，医療部門のほかに福祉が充実しており，地域における在宅ケアに力を入れている。（関連施設：湘南ホーム，グループホームなごみ，湘南訪問看護ステーション，うらら訪問看護ステーション，横須賀市立鷹取老人デイサービス，湘南ケアセンター等）

●**精神神経科**（院内名称：精神神経科）／副院長　大滝紀宏　部長　中野浩志●

外来	月〜土の9：00〜11：30／月〜木の14：00〜15：30
初診受付時間	月〜土の9：00〜11：00（初診のみ予約制，電話で精神神経科外来に問い合わせること）
専門外来	アルコール外来なし（外来指導あり）／思春期外来（金曜日）／森田療法外来／不眠症外来
外来デイケア　あり	入院・開放病床数　0床	入院・閉鎖病床数　143床
医師数(( )内は精神保健指定医数)	5名(3名)
入院中に行える治療	薬物療法，精神療法，作業療法，心理療法，音楽療法

科の特徴

外来デイケアの充実と共に，現在一日平均外来患者数が150名を超えている。伝統的に思春期青年期，神経症の治療を得意としてきたが，加えて精神分裂病の社会復帰，うつ病の薬物療法，老年期の精神障害についても重点をおいている。精神科閉鎖病棟があるため，重症の精神障害にも当病院内で対応が可能である。メンタルヘルスケアについては一般病棟での対応も行っている。また地域との連携を大切に考え，保健所，児童相談所，教育研究所等へ医師の派遣を行っている。東京慈恵医科大学精神科の卒後研修施設。

平塚共済病院	住所　〒254-8502　平塚市追分9-11
責任者　金山正明	電話　0463-32-1950 FAX　0463-31-1865 (ホームページ　http://www.kkr.hiratsuka.kanagawa.jp/)
標榜診療科	呼吸器科，消化器科，循環器科，腎臓内科，内分泌代謝科，神経内科，外科，整形外科，脳神経外科，皮膚科，泌尿器科，眼科，産婦人科，耳鼻咽喉科，小児科，心身医療科，麻酔科，放射線科，リハビリテーション科

病院の特徴

首都圏近郊の小都市である平塚市において，当院は市民病院と並ぶ中規模病院。病院評価機構で一般病院のBに認定されている。2002年度からは救急病棟が稼動することもあり，今後地域の中核病院として活性化していくと思われる。神奈川県内の旧令共済病院5カ所のうち（さらにそのうち精神科があるのは4カ所）2カ所が精神科病棟をもっていることを考えると，当院精神科の発展可能性に期待したいところである。

●心身医療科 (院内名称：心身医療科) ／医長　武川吉和●

外来	火～金の午前	初診受付時間	予約のみの受付
外来デイケア　なし	入院・開放病床数　0床		入院・閉鎖病床数　0床
医師数（（　）内は精神保健指定医数）	2名（1名）		
入院中に行える治療	薬物療法，精神療法（他科に入院中の患者対象）		

北里大学　東病院

責任者　西元寺克禮

住所　〒228-8520　相模原市麻溝台2-1-1
電話　042-748-9111
FAX　042-765-3570
(ホームページ　http://www.ehp.kitasato-u.ac.jp/ehp/index.htm)

標榜診療科	精神科，消化器内科，消化器外科，神経内科，整形外科，リハビリテーション科，放射線科，歯科口腔外科
総医師数　153名	一般看護基準　2対1　加算はあるが詳細は不明

病院の特徴

消化器疾患治療センター，慢性疾患・難治疾患治療センター，精神神経疾患治療センターの3センター形式による医療体制をとっている。

●精神科 (院内名称：精神神経科) ／医長　宮岡　等●

外来	月～金の午前と午後／土の午前（第2・4土曜は休診）	初診受付時間	月～土の8:30～11:00
専門外来	アルコール外来（水曜日）／てんかん外来（火曜日）／OCD外来（月曜日）／物忘れ外来（月曜日）		
外来デイケア　あり	入院・開放病床数　61床		入院・閉鎖病床数　68床
医師数（（　）内は精神保健指定医数）	40名（10名）		
入院中に行える治療	薬物療法，精神療法，作業療法，通電療法（m-ECT），音楽療法		

科の特徴

精神神経疾患センターとして神奈川県北部の精神科医療の中心的役割を果たしている。

国立相模原病院

責任者　髙橋俊毅

住所	〒228-8522　相模原市桜台18-1
電話	042-742-8311
FAX	042-742-5314
ホームページ	http://www.hosp.go.jp/~sagami/aisatsu.htm

標榜診療科	精神科，神経内科，消化器内科，循環器内科，小児科，リウマチ科，アレルギー科，外科，整形外科，脳神経外科，呼吸器外科，皮膚科，泌尿器科，産科・婦人科，眼科，耳鼻咽喉科，リハビリテーション科，放射線科，麻酔科，歯科
総医師数	90名
一般看護基準	2.5対1　看護加算なし

病院の特徴
アレルギーリウマチセンター

●精神科（院内名称：精神科）／医長　森田左紀子●

外来	月〜金の午前と午後	初診受付時間	月〜金の8：30〜11：00
外来デイケア	なし	入院・開放病床数　41床	入院・閉鎖病床数　0床
医師数（（　）内は精神保健指定医数）	2名（1名）他非常勤非指定医1名		
入院中に行える治療	薬物療法，精神療法		

科の特徴
身体合併症，リエゾン精神医学

東海大学医学部付属病院

責任者　幕内博康

住所	〒259-1193　伊勢崎市望星台
電話	0463-93-1121
ホームページ	http://hospsvr.med.u-tokai.ac.jp/top/

標榜診療科	内科，外科，脳神経外科，整形外科，形成外科，小児科，産婦人科，眼科，皮膚科，泌尿器科，耳鼻咽喉科，精神科，リハビリテーション科，放射線科，麻酔科，歯科（口腔外科），矯正歯科
一般看護基準	2対1　夜間看護加算
病院の特徴	2005年に新築予定である。

●精神科（院内名称：精神科）／医長　山崎晃資●

外来	月〜金／第1・3土曜（初診のみ）
専門外来	精神分析的精神療法，家族療法，箱庭療法，睡眠障害，シーヂャー外来，乳児外来，透析カウンセリング，介護家族カウンセリング
外来デイケア	月〜金（9：00〜16：00まで）神経症から精神病圏まで対応。力動的集団精神療法。
入院・開放病床数	19床
入院・閉鎖病床数	0床
医師数（（　）内は精神保健指定医数）	15〜17名（7名）

看護基準	2.5対1　夜間看護加算
入院中に行える治療	薬物療法，精神療法，音楽療法，力動診断断面接，通電療法（m-ECT）

科の特徴
児童精神医学，コンサルテーション・リエゾン精神医学，力動精神医学では，日本における代表的な病院の1つである。

【山　梨】

山梨県立中央病院 責任者　千葉成宏	住所　〒400-0027　甲府市富士見1-1-1 電話　055-253-7111 FAX　055-253-8011 （ホームページ　http://www.ych.pref.yamanashi.jp/）
標榜診療科	内科，精神科，神経内科，小児科，皮膚科，透析科，外科，整形外科，形成外科，脳神経外科，心臓血管外科，小児外科，泌尿器科，産科，婦人科，眼科，耳鼻咽喉科・気管食道科，麻酔科，リハビリテーション科，口腔外科，放射線科

病院の特徴
2001年9月より新病院稼働開始。

●**精神科**（院内名称：精神科）／医長　宇田川雅彦●

外来	月～金の午前／木・金の午後 （金の午前と午後は思春期外来）	初診受付時間　月～木の9:00～11:00	
専門外来	思春期外来（金曜日，要電話予約）／アルコール外来（特に設置していないが診療可）		
外来デイケア　　なし	入院・開放病床数　　0床	入院・閉鎖病床数　　0床	
医師数（（　）内は精神保健指定医数）	3名（3名）内訳：常勤1，非常勤2		

科の特徴
うつ病，うつ状態の治療，神経症心身症も多く診ている。木曜日には臨床心理士によるカウンセリングを行っている。

【新　潟】

JA厚生連　刈羽郡総合病院 責任者　小林　勲	住所　〒945-8535　柏崎市北半田2-11-3 電話　0257-23-2165 FAX　0257-22-0834
標榜診療科	精神神経科，内科，小児科，外科，整形外科，脳神経外科，皮膚科，泌尿器科，産婦人科，眼科，耳鼻咽喉科，放射線科，麻酔科，歯科

総医師数	37名	一般看護基準	2対1
病院の特徴			
地域中核病院			

●**精神神経科**(院内名称:心身医療科,精神神経科)／部長　恩田　晃●

外来	月～金,第1・3・5土の午前／月・火の午後(予約のみ)		
初診受付時間	11:00まで(電話にて予約可)		
専門外来	睡眠いびき外来(金曜日午後)内科外来にて,要予約(電話可)。終夜睡眠ポリグラフィーを行っている。		
外来デイケア	あり	入院・開放病床数　60床	入院・閉鎖病床数　0床
医師数(( )内は精神保健指定医)	2名(1名)	看護基準	3対1
入院中に行える治療	薬物療法,精神療法		
科の特徴			
院内他科,診療所等との連携。市内や近隣の精神科病院との連携。			

新潟県立小出病院

責任者　佐藤幸示

住所　〒946-0001　北魚沼郡小出町日渡新田34
電話　02579-2-2111
FAX　02579-2-2134

標榜診療科	内科,精神科,神経科,小児科,外科,胸部血管外科,整形外科,脳神経外科,皮膚科,泌尿器科,産婦人科,眼科,耳鼻咽喉科,放射線科,麻酔科		
総医師数	24名	一般看護基準	2対1　加算A
病院の特徴			
地域医療の中核病院として,救急と急性期疾患の治療を軸に活動を展開している。新潟県の郡部にあり,過疎地,山村,豪雪地に立地する。地域は高齢化率が高く,訪問看護も含めた高齢者医療を提供している。			

●**精神科,神経科**(院内名称:精神神経科)／医長　金子晃一●

外来	月～金の午前／月・火の午後	初診受付時間	月～金の8:30～11:30
専門外来	アルコール外来(水曜日午後)		
外来デイケア	なし	入院・開放病床数　72床	入院・閉鎖病床数　58床
医師数(( )内は精神保健指定医)	4名(3名)		
入院中に行える治療	薬物療法,精神療法,作業療法,SST,通電療法(m-ECT),ARP(アルコール症治療)		

科の特徴

いろいろな心の病気に対応できる治療体制が整っている。特に①救急対応，急性期治療を受け持つ，②外来精神医療を充実し，精神疾患患者の地域生活を支援する，③総合病院精神科の特徴を発揮し，精神疾患患者の身体合併症治療を推進する，を運営理念においている。また，精神分裂病に対しては家族への教育をシステム的に取り組み，作業療法，SSTも行っている。また，精神科救急にも参加している。

【長 野】

長野赤十字病院	住所　〒380-8582　長野市若里5-22-1
責任者　宮崎忠昭	電話　026-226-4131 FAX　026-228-8439 （ホームページ　http://www.nagano-med.jrc.or.jp/）

標榜診療科	精神科，内科，神経内科，循環器科，外科，皮膚科，心臓血管外科，産婦人科，泌尿器科，整形外科，リハビリテーション科，放射線科，麻酔科，小児外科，脳神経外科，小児科，眼科，形成外科，耳鼻咽喉科・気道食道科，歯科口腔外科
総医師数	120名　　一般看護基準　　2対1　加算10

病院の特徴
地域の基幹病院で研修指定病院である。基幹災害医療センター，救命救急センター，骨髄移植センター，NICU，透析センターがある。

●精神科／医長　高橋武久●

外来	月〜土（第2・4は休診）／5月1日休診	初診受付時間　月〜金の予約制
外来デイケア　なし	入院・開放病床数　0床	入院・閉鎖病床数　60床
医師数（（）内は精神保健指定医数）	5名（4名）	
入院中に行える治療	薬物療法，精神療法，SST，修正型電気痙攣療法，有痙攣療法。アルコール症治療は急性期のみ。	

科の特徴
2001年4月より新患も予約制として，外来数の適正化を図っている。基幹型精神科救急対応を夜間休日に行っている。

【富　山】

富山県立中央病院
責任者　青木周一

住所　〒930-8550　富山市西長江2-2-78
電話　076-424-1531
FAX　076-422-0667
（ホームページ　http://sun1.tch.pref.toyama.jp/）

標榜診療科	精神科，内科（和漢診療科），整形外科，小児科，産婦人科，麻酔科，外科，神経内科，脳神経外科，心臓血管外科，呼吸器外科，眼科，耳鼻咽喉科，歯科口腔外科，形成外科，皮膚科，泌尿器科，リハビリテーション科，放射線科

病院の特徴
第三次救命指定病院

●精神科／医長　藤井　勉●

外来	月～金の午前と午後（初診は午前中のみ，午後は再診。予約制）
初診受付時間	月～金の8：30～11：30

外来デイケア	あり	入院・開放病床数	42床	入院・閉鎖病床数	38床

医師数（（ ）内は精神保健指定医数）	5名（4名）
入院中に行える治療	薬物療法，精神療法，SST，通電療法（m-ECT）

科の特徴
（第三次救急病院である）総合病院精神科として身体的合併症を含め，救急的事態にできるだけ応じていくようにしている。

富山市民病院
責任者　黒崎正夫

住所　〒939-8511　富山市今泉北部町2-1
電話　076-422-1112
FAX　076-422-1371
（ホームページ　http://www.tch.toyama.toyama.jp/index.html）

標榜診療科	内科，精神科，神経内科，呼吸器科，消化器科，循環器科，小児科，外科，整形外科，関節再建外科，形成外科，脳神経外科，呼吸器外科，心臓血管外科，小児外科，皮膚科，泌尿器科，産婦人科，眼科，耳鼻咽喉科，放射線科，歯科口腔外科，麻酔科，リハビリテーション科，女性専用外来

一般看護基準	2対1

病院の特徴
地域医療の中核病院として，高度先進医療の提供と救急医療の充実を図り，開放型病床による病診連携を推進している。「開かれた病院」「信頼される病院」を目指し，カルテ開示や，医療情報ネットワークシステムの充実，クリニカル・パスの導入，接遇改善を図っている。また，北アルプスの山岳事故に対応できるヘリポートが配備されている。

●精神科（院内名称：精神科）／医長　吉本博昭●				
外来	月～金の午前と午後		初診受付時間	月～金の8：30～12：00
専門外来	アルコール外来（水曜日）／心の漢方外来（月曜日）			
外来デイケア	あり	入院・開放病床数　50床		入院・閉鎖病床数　50床
医師数（（　）内は精神保健指定医数）　　　5名（3名），非常勤2名（1名）				
入院中に行える治療	薬物療法，精神療法，ARP（アルコール症治療），作業療法，心理教育（患者・家族），SST，通電療法（m-ECT），行動療法・レクレーション療法			

科の特徴
いろいろな心の病気に対応できる治療体制が整っている。特に身体の病気を合併した精神疾患や，アルコール依存症，漢方的治療を必要とする心の疾患などを得意としている。また，精神分裂病に対しては患者や家族への教育をシステム的に取り組み，作業療法，SST，デイケアも行っている。また，精神科救急にも参加している。

黒部市民病院
責任者　高櫻英輔

住所　〒938-8502　黒部市三日市1108-1
電話　0765-54-2211
FAX　0765-54-2962
（ホームページ　http://www.med.kurobe.toyama.jp/）

標榜診療科	精神神経科　心療内科，内科，外科，整形外科，小児科，脳神経外科，呼吸器外科，血管外科，泌尿器科，眼科，耳鼻咽喉科，産婦人科，皮膚科，神経内科，胃腸科，麻酔科，放射線科・核医学科，形成外科，心療内科・精神神経科，リハビリテーション科，和漢診療科，歯科口腔外科		
総医師数	62名	一般看護基準	2対1

●精神神経科／医長　安井伸一●				
外来	月～金の午前と午後		初診受付時間	月～金の8：30～11：30　13：30～15：30
外来デイケア	なし	入院・開放病床数　0床		入院・閉鎖病床数　0床
医師数（（　）内は精神保健指定医数）　　　1名（1名）				

科の特徴
総合病院精神科であることより，幅広い疾患を対象に治療を行っている。初診，再診とも原則予約制（急患は除く）で，できるだけ患者さん一人当たりの時間をとれるよう努力している。

市立砺波総合病院 責任者　北野喜行	住所　〒939-1395　砺波市新富町1-61 電話　0763-32-3320 FAX　0763-33-1487 （ホームページ　http://www.tgh.tonami.toyama.jp/）		
標榜診療科	内科，内分泌科，消化器科，外科，大腸肛門科，整形外科，産婦人科，小児科，形成外科，精神神経科，脳神経外科，皮膚科，泌尿器科，眼科，耳鼻咽喉科，東洋医学科，麻酔科・ペインクリニック，放射線科，リハビリテーション		
総医師数	65名	一般看護基準	2.5対1
病院の特徴	病院近くに社会福祉法人が運営する通所授産施設，グループホームがあり，病院と連携し患者の支援を行っている。当院には6床の緩和ケア病床があり，外科医・精神科医が専任医として診療に当たっている。		
●精神神経科（院内名称：精神科）／医長　高田信男●			
外来	月～金の午前	初診受付時間	月～金の8:00～11:00
外来デイケア	なし	入院・開放病床数　2床	入院・閉鎖病床数　64床
医師数（（　）内は精神保健指定医数）	2名（2名）		
入院中に行える治療	薬物療法，精神療法，SST，通電療法（m-ECT）		

【石　川】

金沢大学医学部付属病院 責任者　小林健一	住所　〒920-8641　金沢市宝町13-1 電話　076-265-2303, 2304 FAX　076-234-4254 （ホームページ　http://web.kanazawa-u.ac.jp/~med20/index.htm）	
標榜診療科	神経精神科，内科（消化器内科，内分泌・代謝内科，リューマチ・アレルギー内科，呼吸器内科，循環器内科，腎臓内科，血液内科），神経内科，小児科，放射線科，皮膚科，外科（消化器外科，心臓血管外科，内分泌外科，呼吸器外科，小児外科），整形外科，泌尿器科眼科，耳鼻咽喉科，産科婦人科，麻酔科，蘇生科，脳神経外科，核医学治療科，歯科口腔外科	
一般看護基準	2.5対1	
病院の特徴	金沢市の立地条件のよい地域に位置し，受診患者数が多い。	
●神経精神科（院内名称：精神科）／医長　越野好文●		
外来	月～金の午前と午後	初診受付時間　月～金の8:30～12:00
専門外来	思春期外来（水曜日）／不安障害（月曜日）／痴呆（月曜日）／睡眠障害（水曜	

日）／うつ病（木曜日）／児童青年期（木曜日）／てんかん（金曜日）

外来デイケア	なし		
入院・開放病床数	神経科14床　精神科28床	入院・閉鎖病床数	精神科18床
医師数（（　）内は精神保健指定医数）	22名（12名）	看護基準	3対1
入院中に行える治療	薬物療法, 精神療法, 作業療法（計画中）, SST, 通電療法（m-ECT）, 行動療法		
科の特徴	子どもから老人まであらゆる年齢層の疾患に対応できる。		

国立金沢病院
責任者　一前久芳

住所　〒920-8650　金沢市下石引町1-1
電話　076-262-4161
FAX　076-222-2758
（ホームページ　http://www.hosp.go.jp/~knzwhosp/）

標榜診療科	内科, 精神科, 小児科, 外科, 整形外科, 脳神経外科, 神経内科, 循環器科, 心臓血管外科, 皮膚科, 泌尿器科, 産婦人科, 眼科, 耳鼻咽喉科, 放射線科, 歯科口腔外科, 麻酔科
総医師数　73名	一般看護基準　2対1　加算0
病院の特徴	病院機能評価の認定を受けた高度総合医療施設である。

●**精神科**（院内名称：精神科）／医長　坂井尚登●

外来	月～金の午前	初診受付時間	月～金の8：00～11：00
外来デイケア	なし	入院・開放病床数　5床	入院・閉鎖病床数　48床
医師数（（　）内は精神保健指定医数）	2名（1名）		
入院中に行える治療	薬物療法, 精神療法, 通電療法（m-ECT）		
科の特徴	有床の総合病院精神科。精神科病棟以外に一般他科との混合病棟にも入院可能。		

金沢医科大学病院
責任者　内田健三

住所　〒920-0293　河北郡内灘町大学1-1
電話　076-286-2211
FAX　076-286-3341
（ホームページ　http://www.kanazawa-med.ac.jp/~psychiat/）

標榜診療科	循環器内科, 呼吸器内科, 消化器内科, 腎臓内科, 内分泌内科, 血液免疫内科, 神経内科, 高齢医学科, 小児科, 神経科精神科, 心身医学科, 放射線科, 胸部心臓血管外科, 呼吸器外科, 一般・消化器外科, 整形外科, 脳神経外科, 形成外科,

	小児外科, 眼科, 耳鼻咽喉科, 皮膚科, 泌尿器科, 産科婦人科, 総合診療科, 麻酔科, リハビリテーション科, 歯科口腔科
総医師数　　428名	一般看護基準　　2対1　加算A

病院の特徴
良医を育て, 患者さんのために誠意をこめて医療に従事する。

●神経科精神科（院内名称：神経科精神科, 心身医学科）／医長　地引逸亀●

外来	月～金の午前と午後／土の午前	初診受付時間	月～土の8:30～15:00（土曜日のみ8:30～12:00）
専門外来	特殊外来（木・土曜日）心身医学科		
外来デイケア　なし	入院・開放病床数　24床	入院・閉鎖病床数　32床	
医師数（（ ）内は精神保健指定医数）　　　21名（7名）			
入院中に行える治療	薬物療法, 精神療法, 通電療法（m-ECT）		

科の特徴
一般的内因性精神疾患, 外因性・心因性精神疾患の中でも特に, てんかんの脳波・画像診断と治療, 神経心理学的診断, 児童精神医学などの領域精神疾患を扱っている。

【岐　阜】

岐阜大学付属病院 責任者　佐治重豊	住所　〒500-8705　岐阜市司町40 電話　058-267-2286 FAX　058-267-2951 （ホームページ　http://www.med.gifu-u.ac.jp/index.html）
標榜診療科	第一内科, 第二内科, 第三内科, 高齢科, 第一外科, 第二外科, 産婦人科, 整形外科, 脳神経外科, 眼科, 耳鼻咽喉科, 皮膚科, 泌尿器科, 精神科神経科, 小児科, 放射線科, 麻酔科蘇生科, 歯科口腔外科
一般看護基準　　2対1	

●精神科神経科／医長　小出浩之●

外来	月～金の午前	初診受付時間　9:00～11:00	
専門外来	児童外来（水曜日。予約）		
外来デイケア　なし	入院・開放病床数　0床	入院・閉鎖病床数　37床	
医師数（（ ）内は精神保健指定医数）　　　14名（8名）		看護基準　　3対1	
入院中に行える治療	薬物療法, 精神療法, 通電療法（m-ECT）, 絵画療法, 音楽療法		

リスト①：総合病院精神科・神経科　診療状況

石川／岐阜

科の特徴
①患者の人権に配慮した治療を，②症例検討を重視し，それを研究の基盤とする

岐阜赤十字病院
責任者　加藤俊彦

住所　〒502-8511　岐阜市岩倉町3-36
電話　058-231-2266
FAX　058-233-7772
（ホームページ　http://www.gifu.jrc.or.jp/home/gifu-med/）

標榜診療科	神経精神科，内科，外科，脳外科，整形外科，麻酔科，泌尿器科，眼科，皮膚科，産婦人科，小児科，耳鼻咽喉科，リハビリ科		
総医師数	32名	一般看護基準	2対1

●**神経精神科** (院内名称：神経精神科)／医長　藤川明彦●

外来	月～土の午前ただし第2第4土は休診	初診受付時間	月～土の8：30～11：00
外来デイケア	なし		
入院・開放病床数	0床	入院・閉鎖病床数	54床（午前2時間，午後2時間半開放）
医師数（（　）内は精神保健指定医数）	2名（2名）	看護基準	3対1　加算A
入院中に行える治療	薬物療法，精神療法，SST，m-ECT		

科の特徴
身体合併症を積極的に受け入れている。

岐阜県立多治見病院
責任者　間部英雄

住所　〒507-8522　多治見市前畑町5-161
電話　0572-22-5311
FAX　0572-25-1246
（ホームページ　http://www.pref.gifu.jp/tajimi_hospital/index.htm）

標榜診療科	内科（循環器科，消化器科，腎臓内科，内分泌内科，呼吸器科，血液内科），神経内科，外科，整形外科，脳神経外科，心臓血管外科，皮膚科，小児科，産婦人科，耳鼻咽喉科，泌尿器科，眼科，形成外科，麻酔科，精神科，歯科口腔外科，放射線科		
総医師数	75名	一般看護基準	2対1

●**精神科** (院内名称：精神科)／医長　市川徳政●

外来	月～金の午前と午後（午後は予約患者のみ）	初診受付時間	月～金の8：30～11：30
外来デイケア	なし	入院・開放病床数　60床	入院・閉鎖病床数　60床
医師数（（　）内は精神保健指定医数）	5名（2名）		

入院中に行える治療	薬物療法，精神療法，作業療法，SST，通電療法（m-ECT）

羽島市民病院

住所　〒501-6206　羽島市新生町3-246
電話　058-393-0111
FAX　058-393-0821

標榜診療科	内科，外科，整形外科，産婦人科，耳鼻咽喉科，眼科，脳外科，泌尿器科，皮膚科，小児科，精神科，麻酔科
総医師数	35名	一般看護基準	2対1

病院の特徴
303床，12科からなる中規模総合病院。地域と密接な治療関係をもつ。各科間の連携，協力も密。

●**精神科**（院内名称：精神科・心療内科）／医長　来栖徹至●

外来	月～金の午前／木の午後	初診受付時間	月～金の8:30～11:30
専門外来	思春期外来（木曜日午後）／家族相談外来（木曜日午後）		
外来デイケア	なし	入院・開放病床数	0床	入院・閉鎖病床数	62床
医師数（（　）内は精神保健指定医数）	3名（2名）		
入院中に行える治療	薬物療法，精神療法，SST，心理療法		

科の特徴
急性期から慢性期，児童から老年期まで幅広くオーソドックスな医療を行っている。

【静　岡】

市立島田市民病院
責任者　野坂健次郎

住所　〒427-8502　島田市野田1200-5
電話　0547-35-2111
FAX　0547-36-9155
（ホームページ　http://www.municipal-hospital.shimada.shizuoka.jp/）

標榜診療科	心療内科，内分泌・代謝科，血液内科，総合診療科，消化器科，呼吸器科，循環器科，小児科，皮膚科，放射線科，精神科，神経科，外科，整形外科，泌尿器科，形成外科，産婦人科，眼科，耳鼻咽喉科，麻酔科，歯科，歯科口腔外科，脳神経外科
総医師数	98名	一般看護基準	2.5対1　加算A

病院の特徴
地域の基幹病院。2002年1月から，電子カルテが導入された。附属の看護学校があり，看護学生が実習に来る。

●精神科，神経科 (院内名称：精神科・神経科)●				
外来	月～金の午前		初診受付時間	月～金の8：30～11：30
外来デイケア	なし	入院・開放病床数　10床	入院・閉鎖病床数	10床
医師数 (( ) 内は精神保健指定医数)			3名（2名）	
入院中に行える治療		薬物療法，精神療法，SST，通電療法（m-ECT）		
科の特徴 他科との連絡が大変密である。				

【愛　知】

名古屋市立緑市民病院		住所　〒458-0037　名古屋市緑区潮見が丘1-77 電話　052-892-1331 FAX　052-892-6975		
標榜診療科		内科，精神科，小児科，外科，整形外科，皮膚科，泌尿器科，産婦人科，眼科，耳鼻咽喉科，放射線科		
総医師数	33名	一般看護基準	2.5対1　加算10対1	
病院の特徴 地域の中核的病院。				
●精神科（院内名称：精神科）／医長　片岡　誠●				
外来	月～金の午前		初診受付時間	月～金の8：15～11：30
外来デイケア	なし	入院・開放病床数　0床	入院・閉鎖病床数	0床
医師数 (( ) 内は精神保健指定医数)			1名（1名）	
科の特徴 幅広い痴呆の外来診療を行っている。				

名古屋大学医学部付属病院 責任者　二村雄次	住所　〒466-8650　名古屋市昭和区鶴舞町65 電話　052-741-2111 FAX　052-744-2293 （ホームページ　http://www.med.nagoya-u.ac.jp/hospital/mainmenu.html）
標榜診療科	内科（第一内科，第二内科，第三内科，老年科，神経内科），外科（第一外科，第二外科，胸部外科，小児外科），整形外科（整形外科，手の外科），産科婦人科，眼科，精神科（精神科，児童精神科），小児科，皮膚科，泌尿器科，耳鼻咽喉科，放射線科，麻酔科，歯科口腔外科，脳神経外科，形成外科

総医師数	540名	一般看護基準	2対1

●精神科（院内名称：精神科，児童精神科）／科長　太田龍朗●			
外来	月～金の午前と午後	初診受付時間	月～金の8：30～11：00
外来デイケア	なし	入院・開放病床数　0床	入院・閉鎖病床数　50床
医師数（（　）内は精神保健指定医数）	19名（6名）	看護基準	3対1
入院中に行える治療	薬物療法，精神療法，通電療法（m-ECT）		
科の特徴	児童精神科を独立させ，精神科と併行して運営している。		

名古屋第二赤十字病院
責任者　柳　　務

住所　〒466-8650　名古屋市昭和区妙見町2-9
電話　052-832-1121
FAX　052-832-1130
（ホームページ　http://www.nagoya2.jrc.or.jp/）

標榜診療科	内科，精神科，神経内科，呼吸器科，消化器科，循環器科，小児科，外科，整形外科，形成外科，脳神経外科，呼吸器外科，心臓血管外科，小児外科，皮膚科，泌尿器科，産婦人科，眼科，耳鼻いんこう科，リハビリテーション科，放射線科，歯科，歯科口腔外科，麻酔科

総医師数	245名	一般看護基準	一般（805床）Ⅰ群入院基本料1　結核（30床）Ⅰ群入院基本料3　看護配置加算　6：1看護補助

●精神科（院内名称：精神心療科）／医長　室谷民雄●			
外来	月～金の午前	初診受付時間	月～金の8：30-11：00
外来デイケア	なし	入院・開放病床数　0床	入院・閉鎖病床数　0床
医師数（（　）内は精神保健指定医数）	3名（3名）		
入院中に行える治療	薬物療法，精神療法		

名古屋市立大学医学部附属病院
責任者　郡　健二郎

住所　〒467-8602　名古屋市瑞穂区瑞穂町字川澄1
電話　052-851-5511
（ホームページ　http://w3hosp.med.nagoya-cu.ac.jp/）

標榜診療科	総合内科，消化器内科，呼吸器内科，循環器内科，内分泌・糖尿病内科，血液・化学療法内科，神経内科，膠原病内科，腎臓内科，心療内科，一般外科，消化器外科，呼吸器外科，心臓血管外科，小児・移植外科，乳腺内分泌外科，整形外科，産婦人科，小児科，眼科，耳鼻咽喉科，皮膚科，泌尿器科，精神科，放射線科，麻酔科，脳神経外科，歯科・口腔外科，

	●精神科／医長　古川壽亮●			
外来	月～金の午前		初診受付時間	月～金の8：30～11：00 （できるだけ予約）
専門外来	思春期外来（火曜日。要予約）／リチウム外来（木曜日。要予約）／てんかん外来（金曜日。要予約）／高次能機能外来（木曜日。要予約）／不安障害外来（水曜日。要予約）			
外来デイケア	なし	入院・開放病床数　0床		入院・閉鎖病床数　36床
医師数（（　）内は精神保健指定医数）			23名（9名）	
入院中に行える治療	薬物療法，精神療法，通電療法（m-ECT）			

岡崎市民病院	住所　〒444-8553　岡崎市高隆寺町字五所合3-1 電話　0564-21-8111 FAX　0564-25-5531 （ホームページ　http://www.city.okazaki.aichi.jp/yakusho/ka7000/Ka000.htm）			
標榜診療科	内科，精神科，神経内科，呼吸器科，消化器科，循環器科，小児科，外科，整形外科，形成外科，脳神経外科，呼吸器外科，心臓血管外科，小児外科，皮膚科，泌尿器科，産婦人科，眼科，耳鼻いんこう科，リハビリテーション科，放射線科，歯科口腔外科，麻酔科			
総医師数	124名	一般看護基準		2.5対1
	●精神科（院内名称：心療・精神科）／医長　石井正大●			
外来	月～金の午前 （午後はアポイント，心理療法テストなど）		初診受付時間	月～金の8：30～10：30
外来デイケア	なし	入院・開放病床数　0床		入院・閉鎖病床数　0床
医師数（（　）内は精神保健指定医数）			2名（2名）	
入院中に行える治療	薬物療法，精神療法			

公立陶生病院 責任者　加藤景三	住所　〒489-8642　瀬戸市西追分町160 電話　0561-82-5101 FAX　0561-82-9139 （ホームページ　http://www.tosei.or.jp/）			
標榜診療科	内科，精神科，神経科，小児科，外科，整形外科，形成外科，脳神経外科，呼吸器外科，心臓血管外科，皮膚科，泌尿器科，産婦人科，眼科，耳鼻咽喉科，リハビリテーション科，放射線科，麻酔科，歯科口腔外科			
総医師数	122名	一般看護基準		2対1　加算A

病院の特徴	
「地域の皆様に親しまれ，信頼され，期待される病院をめざします」を基本理念としている。当院は日本医療機能評価機構認定病院。	

●**精神科，神経科**（院内名称：神経精神科）／医長　竹谷一雄●

外来	月～金の午前	初診受付時間	月～金の8：30～11：30
専門外来	解離性障害外来（月曜日午後）		
外来デイケア	なし	入院・開放病床数　28床	入院・閉鎖病床数　0床
医師数（（　）内は精神保健指定医数）　3名（3名）		看護基準　3対1　加算A	
入院中に行える治療	薬物療法，精神療法		
科の特徴			
初診の患者さんには時間をかけて診察している。入院はすべて本人の同意に基づく。			

半田市立半田病院
責任者　肥田野　等

住所　〒475-8599　半田市東洋町2-29
電話　0569-22-9881
FAX　0569-24-3253
（ホームページ　http://www.city.handa.aichi.jp/byouin/index.htm）

標榜診療科	内科，循環器科，神経科・心療科・精神科，小児科，外科，整形外科，脳神経外科，皮膚科，泌尿器科，産婦人科，眼科，耳鼻いんこう科，リハビリテーション科，放射線科，麻酔科，歯科・歯科口腔外科
総医師数　99名	一般看護基準　2対1　加算A
病院の特徴	
知多半島の基幹病院と位置づけられている。	

●**神経科，心療科，精神科**（院内名称：神経科・心療科・精神科）／医長　伊藤精朗●

外来	月～金の午前と午後	初診受付時間	月～金の8：30～11：30（電話予約も可）
専門外来	年に2回ほど，不登校児の親の集団精神療法を行っている。		
外来デイケア	なし	入院・開放病床数　0床	入院・閉鎖病床数　0床
医師数（（　）内は精神保健指定医数）　3名（2名）			
入院中に行える治療	薬物療法，精神療法		
科の特徴			
児童の症例から老年期の症例まで患者層は幅広い。知多半島内で唯一の常勤医のいる総合病院精神科である。			

労働福祉事業団　旭労災病院

責任者　土田　勇

住所　〒488-8585　尾張旭市平子町北61
電話　0561-54-3131
FAX　0561-52-2426
(ホームページ　http://www.med.nagoya-u.ac.jp/naika3/institu/asahi_r.html)

標榜診療科	内科，消化器科，精神科，小児科，外科，整形外科，皮膚科，泌尿器科，産婦人科，眼科，耳鼻咽喉科，麻酔科，リハビリテーション科，放射線科
総医師数	42名
一般看護基準	2.5対1　加算A
病院の特徴	勤労者メンタルヘルスセンター設置

●精神科（院内名称：精神神経科）／医長　岡　潔●

外来	月～金の午前	初診受付時間	月～金の9：00～11：30
外来デイケア	なし	入院・開放病床数　0床	入院・閉鎖病床数　0床
医師数（（　）内は精神保健指定医数）		1名（1名）	

藤田保健衛生大学病院

責任者　岸川輝彰

住所　〒470-1192　豊明市沓掛町田楽ヶ窪1-98
電話　0562-93-2111
FAX　0562-93-1831
(ホームページ　http://www.fujita-hu.ac.jp/)

標榜診療科	内科，精神科，神経内科，循環器科，小児科，外科，整形外科，形成外科，脳神経外科，心臓血管外科，小児外科，皮膚科，泌尿器科，産科，婦人科，眼科，耳鼻咽喉科，リハビリテーション科，放射線科，歯科，小児歯科，矯正歯科
総医師数	350名
一般看護基準	特定機能病院入院基本料　1群－1，特定機能病院入院基本料　2群－3

病院の特徴
医師，看護師をはじめ，臨床検査技師，診療放射線技師など診療を支える技師，リハビリテーションに携わる作業療法士，理学療法士などを育成する医科系総合大学の付属病院である。1,510床（一般：1,475床　精神：35床）を有し，併設する救命救急センターを核とした救急医療も充実し，特に時間外診療においては一次救急から三次救急まで救急性と24時間体制に即応できるシステムを完備している。

●精神科（院内名称：精神科）／医長　尾崎紀夫●

外来	月～土の午前	初診受付時間	月～土の8：30～11：30
専門外来	児童外来（水曜日）／睡眠外来（月曜日）		
外来デイケア	なし	入院・開放病床数　35床	入院・閉鎖病床数　0床
医師数（（　）内は精神保健指定医数）		14名（6名）	

愛知

入院中に行える治療	薬物療法，精神療法，SST，通電療法（m-ECT），認知行動療法

科の特徴

1. 診療

　外来患者は1日平均115名であり，ここ数年増加の一途である。2000年度の初診患者の内訳を疾患別にすると，気分障害（主にうつ病）が42.5％と多く，不安障害（不安神経症や強迫神経症）が16.8％，摂食障害（拒食症，過食症）が4.1％を占め，従来なら精神科を受診することがまれであった疾患が増加しているのが目立つ。特殊外来としては，睡眠特殊外来，児童精神科特殊外来を2001年から始めた。さらに泌尿器科と連携し，腎移植患者に精神科が積極的に関わることを始めた。

　入院ベッド数は35床。常に満床に近い状態であり，入院待ちの患者さんにはご迷惑をお掛けすることが多く，特に個室が必要もしくは希望の場合は他病棟を借り受ける場合も多い。総合病院内の半解放病棟（午後5時から午前9時の間は施錠）であり，個室もないため保護室を使用しなければならないという意味での重症患者は対応しきれないが，身体面に問題をもつという意味での重症患者を受け入れることは少なくない。

　また，MRI，SPECT，睡眠ポリグラフ等を用いた検査入院や修正電気けいれん療法（けいれん発作誘発時の副作用を避けるため，筋弛緩剤を使用し，けいれんを抑えて通電するもの）にも積極的に取り組んでいる。さらに精神科患者の社会復帰への取り組みとして，社会技能訓練（SST）を近年始めた。また偏見のゆえに孤立しがちな精神患者および家族をサポートし教育指導する目的で，患者・家族会も定期的に開催している。

2. 卒後教育（内科系2年間のローテーション）

　初期研修は，2年間，内科系としてローテート研修を行い，common diseasesを主とした身体疾患の診断と治療，および救命救急に習熟することを目標としている。その後は大学院もしくは定員外助手として臨床研修および研究活動を行う。精神科臨床研修では精神障害が生物学的，心理的，社会的の多面的側面をもつことを体得することが第一目標である。精神科症候学，脳波判読，脳画像診断も含めた精神医学的診断の習得，治療としては精神科薬物療法，精神療法，社会復帰療法といった多面的アプローチを習熟することをめざしている。さらに他科との連携のしかた，看護者，ケースワーカー，臨床心理士を含めたチーム医療のリーダーとしての自覚を促している。入局希望者は，気軽にseishin@fujita-hu.ac.jpまで連絡されたい。

【三　重】

松阪市民病院　責任者　小倉嘉文		住所　〒515-8544　松阪市殿町1550 電話　0598-23-1515 FAX　0598-21-8751 (ホームページ　http://www.city.matsusaka.mie.jp/GYO/G16/G16.html)	
標榜診療科 || 内科，精神科，神経内科，小児科，外科，整形外科，リハビリテーション科，脳神経外科，皮膚科，泌尿器科，産婦人科，眼科，耳鼻咽喉科，放射線科，麻酔科，歯科口腔外科		
総医師数	50名	一般看護基準	2.5対1

●精神科 (院内名称：精神科)／医長　中瀬真治●			
外来	月～金の午前／月・水・金の午後	初診受付時間	月～金の8：00～11：30
外来デイケア	なし	入院・開放病床数　0床	入院・閉鎖病床数　0床
医師数 (（　）内は精神保健指定医数)		1名（0名）	

厚生農業協同組合連合会　松阪中央総合病院
責任者　幸治隆一

住所　〒515-8566　松阪市川井町字小望102
電話　0598-21-5252
FAX　0598-21-9555
（ホームページ　http://www.jamie.or.jp/jahospital/1_mch/）

標榜診療科	内科, 胃腸科, 神経内科, 精神神経科, 外科, 整形外科, 脳神経外科, 胸部外科, 産婦人科, 小児科, 眼科, 耳鼻咽喉科, 泌尿器科, 皮膚科, 放射線科, 麻酔科, リハビリテーション科		
総医師数	65名	一般看護基準	2対1

病院の特徴
臨床研修指定病院，2次救急病院，松阪市および三重県中南勢地方の中核病院。

●精神神経科 (院内名称：精神神経科)／医長　山嵜一正●			
外来	月～金の午前（8：30～12：30）と午後（14：00～16：30）（予約患者のみ）		
初診受付時間	月～金の8：30～11：30		
外来デイケア　あり	入院・開放病床数　0床		入院・閉鎖病床数　0床
医師数 (（　）内は精神保健指定医数)		1名（1名）	
入院中に行える治療	薬物療法，精神療法，通電療法（m-ECT）		

科の特徴
精神科病床はないが，精神科外来に小規模デイケアを併設している。常勤臨床心理士1名。

【京　都】

京都第二赤十字病院
責任者　澤田　淳

住所　〒602-8026　京都市上京区釜座通丸太町上ル春帯町355-5
電話　075-231-5171
FAX　075-256-3451
（ホームページ　http://www.jrc-kyoto2.org/）

標榜診療科	内科（呼吸器科，循環器科，消化器科），心療内科（精神科），神経内科，小児科，外科，整形外科，形成外科，脳神経外科，心臓血管外科，皮膚科，泌尿器科，産

	婦人科，眼科，耳鼻咽喉科，気管食道科，放射線科，歯科，麻酔科
病院の特徴	
各診療科の連携が良い。救命救急センターを備える。	

●**心療内科（精神科）**（院内名称：心療内科）／医長　多賀千明●

外来	月～金の午前	初診受付時間	月～金の8：30～11：30
外来デイケア	なし	入院・開放病床数　0床	入院・閉鎖病床数　0床
医師数（（　）内は精神保健指定医数）　2名（1名）			
科の特徴			
うつ病圏，神経症圏，摂食障害，リエゾン精神医療が主体。			

社団法人京都保健会
京都民医連中央病院
責任者　大野研而

住所　〒604-8453　京都市中京区西ノ京春日町16-1
電話　075-822-2777
FAX　075-822-2575
（ホームページ　http://www2.odn.ne.jp/kyomin-chuou-hp/）

標榜診療科	内科（循環器科・呼吸器科・神経内科），外科，肛門科，整形外科，小児科，産婦人科，皮膚科，泌尿器科，眼科，放射線科，耳鼻咽喉科，心臓血管外科，病理科，リハビリテーション科，精神科
総医師数　50名	一般看護基準　2対1　加算A
病院の特徴	
京都民医連（民主医療連合）の中核病院。「地域センターの第一線医療機関」として地域住民の信頼を得ている。	

●**精神科**（院内名称：精神神経科）／医長　安東一郎●

外来	月～金の午前／金の午後／月・火の夜間（18：00～21：00）
初診受付時間　電話で予約	
外来デイケア　なし	入院・開放病床数　0床　入院・閉鎖病床数　0床
医師数（（　）内は精神保健指定医数）　3名（2名）	
科の特徴	
精神科病床をもたない総合病院精神科。精神疾患に対して幅広く対応。病院ではコンサルテーション・リエゾンサービスを積極的に行っている。	

京都市立病院

責任者　加嶋　敬

住所　〒604-8845　京都市中京区壬生東高田町1-2
電話　075-311-5311
FAX　075-321-6025
（ホームページ　http://www.city.kyoto.jp/hokenfukushi/siritubyoin/index.html）

標榜診療科	内科（一般・内分泌・代謝・透析），循環器科，消化器科，神経内科，精神科，呼吸器科，呼吸器外科，小児科，外科，整形外科，脳神経外科，皮膚科，泌尿器科，産婦人科，眼科，耳鼻咽喉科，放射線科，リハビリテーション科，歯科，感染症科，麻酔科
一般看護基準	2対1　加算A

●**精神科**（院内名称：精神神経科）●

外来	月～金の午前	初診受付時間	月～金の9:00～11:30
外来デイケア	なし	入院・開放病床数　0床	入院・閉鎖病床数　0床
医師数（（　）内は精神保健指定医数）		2名（2名）	

科の特徴
①待合室におけるホッとする空間作り　②リエゾンを通し合併症患者のサポート

蘇生会総合病院

住所　〒612-8473　京都市伏見区下鳥羽広長町1
電話　075-621-3101
FAX　075-612-5790
（ホームページ　http://www.soseikai.or.jp）

標榜診療科	内科，外科，脳神経外科，整形外科，心臓血管外科，循環器科，耳鼻咽喉科，婦人科，泌尿器科，眼科，皮膚科，小児科，精神科，麻酔科，放射線科，肛門科，神経内科，リウマチ科，歯科，歯科口腔外科
総医師数　31名	一般看護基準　2.5対1　加算A

●**精神科**（院内名称：神経科）／医長　相川一郎●

外来	月～金の午前	初診受付時間	月～金の9:00～12:00
専門外来	思春期外来（午後に適宜予約）		
外来デイケア　なし	入院・開放病床数　0床	入院・閉鎖病床数　0床	
医師数（（　）内は精神保健指定医数）		1名（1名）	
入院中に行える治療	薬物療法，精神療法		

京都府立与謝の海病院	住所　〒629-2261　与謝郡岩滝町男山481
責任者　三澤信一	電話　0772-46-3371 FAX　0772-46-2728 （ホームページ　http://www.pref.kyoto.jp/yosanoumihp/index.htm）
標榜診療科	消化器科，内科，呼吸器科，精神科，神経科，小児科，麻酔科，外科，脳神経外科，整形外科，産婦人科，眼科，耳鼻咽喉科，泌尿器科
総医師数　48名	一般看護基準　　特2類

●精神科，神経科（院内名称：精神科・神経科）／医長　上村　宏●		
外来	月～金の午前	初診受付時間　月～金の8：45～11：00
専門外来	老人性痴呆診断センター（随時受付。専用電話：0772-46-4701）／外来デイケア教室（月2回。正式施行のための準備中）	
外来デイケア　なし	入院・開放病床数　　0床	入院・閉鎖病床数　　0床
医師数（（　）内は精神保健指定医数）	5名（1名）	

科の特徴
○沿革：1978年5月4日に開設された週1回の精神科外来に始まる。その後，1981年の医師常勤化，1991年の精神保健相談員2名配置と老人痴呆診断センター事業の開始，1994年の常勤医師2名配置を経て現在に至る。

○治療方針・活動方針①外来部門のみ必要に応じて近隣の入院可能な精神科病棟を紹介する。②気兼ねなく話せる「場」を提供すると共に，このことが利用者の利益となるように配慮する。③利用者の家庭，職場，地域での問題でも，家族のみあるいは関係者のみの相談でも対応できる。④地域精神医療上必要なさまざまな機関との連帯のため，痴呆性疾患，メンタルヘルス，精神障害，障害児教育などについての講演要請にも応じている。

○専門分野：頭痛，不眠症，自律神経失調症，更年期障害，過敏性腸症候群などの心身症，痴呆性疾患，精神疾患一般，発達の遅れのある子供・成人の問題

○初診の方へのアドバイス：「精神科受診」への敷居はまだまだ高いのが現状である。それでも，どの病院にかかっても「医学的に問題ない」と言われた方，頭痛，不眠，さらに家族の相談，職場の悩みなどのご相談はたいへん多くなっている。気軽に受診していただきたい。一方，精神疾患が疑われる場合，本人，家族の気持ちとしては失恋やいじめなどの「原因探し」に気をとられ，受診が遅れることになりがちである。早期発見，早期治療が大切。

【大　阪】

関西電力病院	住所　〒553-0003　大阪市福島区福島2-1-7
責任者　三河春樹	電話　06-6458-5821 FAX　06-6458-6994 （ホームページ　http://www.kepco.co.jp/hospital/）
標榜診療科	内科（第一，第二），神経科，呼吸器科，小児科，外科，整形外科，皮膚科，泌尿

	器科，産婦人科，眼科，耳鼻咽喉科，放射線科，歯科，麻酔科		
総医師数	59名	一般看護基準	2対1 加算 特3

●**神経科**(院内名称：神経科)／医長　北浦大作●

外来	月～土の午前／月・金の午後	初診受付時間	月～金の8：30～11：00 （月・金15：00まで）
外来デイケア	なし	入院・開放病床数　　15床	入院・閉鎖病床数　　0床
医師数（（　）内は精神保健指定医数）		2名（1名）	
入院中に行える治療	薬物療法，精神療法		
科の特徴			
一般病棟での治療を行っている。			

日本生命済生会附属　日生病院
責任者　佐藤文三

住所　〒550-0012　大阪市西区立売堀6-3-8
電話　06-6543-3581
FAX　06-6532-6482
（ホームページ　http://www.nissay-hp.or.jp/）

標榜診療科	内科（第一，第二，第三），神経科・精神科，小児科，外科，整形外科，皮膚科，泌尿器科，産婦人科，眼科，耳鼻咽喉科，放射線科，麻酔科，歯科・口腔外科，健康管理科
総医師数　約60名	一般看護基準　　2対1

病院の特徴
当院は，(財)日本生命済生会を開設者とし，1931年に開院され，現在では，16診療科，病床数350床を擁し，高い医療水準と最新鋭の医療機器を備えた「地域基幹病院」に発展した。また厚生省指定の臨床研修病院，厚生省指定の歯科医師臨床研修病院となっている。

●**神経科・精神科**(院内名称：神経科)／医長　山下　仰●

外来	月～金の午前と午後／土の午前
初診受付時間	月～金の8：30～11：30，13：00～14：30／土の8：30～11：00 （平日はできるだけ午後に）
専門外来	てんかん外来（金曜午後）
外来デイケア　なし	入院・開放病床数　　9床　　入院・閉鎖病床数　　0床
医師数（（　）内は精神保健指定医数）	2名（1名）
入院中に行える治療	薬物療法，精神療法
科の特徴	
大阪大学医学部精神医学教室出身の2名の常勤医と現在1名の非常勤医で，精神科全般の診療を行	

っている。さらに，児童期・思春期・青年期の精神医学的問題，発達障害（自閉症など），摂食障害，心的外傷後ストレス障害（PTSD），睡眠障害，慢性疲労症候群，てんかんなどの専門的診療を行っている。てんかんに関しては，小児てんかんや難治てんかんなどにも幅広く対応できる。入院治療は，行動制限を必要とせず一般病棟でも対応できる神経症，うつ病，摂食障害などで可能である。

（財）田附興風会医学研究所　北野病院

責任者　高月　清

住所　〒530-8480　大阪市北区扇町2-4-20
電話　06-6312-1221
FAX　06-6361-0588
（ホームページ　http://www.kitano-hp.or.jp/hospital.htm）

標榜診療科	内科，神経内科，小児科，神経精神科，外科，胸部外科，脳神経外科，整形外科，形成外科，産婦人科，眼科，皮膚科，泌尿器科，耳鼻咽喉科，放射線科，麻酔科，歯科
総医師数	147名（研修医32名を含む）　　一般看護基準　　2対1　加算A
病院の特徴	地域に密着して高度な医療をめざす総合病院。

●神経精神科（院内名称：神経精神科）／医長　名倉益男●

外来	月・火・木・金の午前と午後／水・土の午前（第2土曜日は休診）
初診受付時間	9：00～11：30, 13：30～14：30
専門外来	摂食障害外来（月曜日午後）／物忘れ外来（火曜日午前，午後）
外来デイケア　なし	入院・開放病床数　54床　　入院・閉鎖病床数　0床
医師数（（　）内は精神保健指定医数）	5名（2名）
入院中に行える治療	薬物療法，精神療法
科の特徴	精神科領域全般の診療を行い，明るい開放的な病棟をもつ。

財団法人　浅香山病院

責任者　田犬　薫

住所　〒590-0018　堺市今池町3-3-16
電話　072-229-4882
FAX　072-232-3787
（ホームページ　http://www.asakayama.or.jp/）

標榜診療科	内科，外科，整形外科，形成外科，婦人科，小児科，眼科，耳鼻咽喉科，皮膚科，泌尿器科，放射線科，神経科，歯科，心療内科
総医師数	83名　　一般看護基準　　2対1　加算A
病院の特徴	全病床数1243床で，精神科病床は995床，その他に一般科14科248床をもつ総合病院。精神科

単科の病院では対応が困難な身体疾患を合併した患者さんを受け入れることができる。

●神経科（院内名称：精神科）／医長　田伏　薫●				
外来	月～土の午前	初診受付時間	月～金の8：30～11：30（土は8：30～11：00）	
外来デイケア	あり	入院・開放病床数	345床	入院・閉鎖病床数　650床
医師数（（　）内は精神保健指定医数）				21名（9名）
看護基準				3.5対1　加算B　精神科急性期：2.5対1　精神療養：6対1 老人性痴呆治療・療養：6対1
入院中に行える治療				薬物療法，精神療法，作業療法，SST
科の特徴 病床数995床，多様な精神疾患に対応でき，病棟は機能区分した精神科専用病棟を有している。				

大阪

市立豊中病院	住所　〒560-8565　豊中市柴原町4-14-1 電話　06-6843-0101 FAX　06-6858-3561 （ホームページ　http://www.chp.toyonaka.osaka.jp/）				
標榜診療科	内科，神経内科，精神科，小児科，外科，整形外科，脳神経外科，心臓血管外科，皮膚科，泌尿器科，産婦人科，眼科，耳鼻いんこう科，リハビリテーション科，放射線科，歯科，歯科口腔外科，麻酔科，病理診断科，救急診療科				
総医師数	120名				
病院の特徴 人口40万の市にあって地域の中核病院としての役割を果たしている。					
●精神科（院内名称：精神科）／医長　宮川　真一●					
外来	月・火・水の午前と午後／木・金の午前		初診受付時間	月～金の9：00～11：00	
専門外来	心理相談外来（火～金曜日。予約制）				
外来デイケア	なし	入院・開放病床数	0床	入院・閉鎖病床数	0床
医師数（（　）内は精神保健指定医数）					2名（1名）
科の特徴 外来のみ，入院不可。他科への診療協力が中心。地域の精神科診療所。					

箕面市民病院 責任者　吉川宣輝	住所　〒562-8562　箕面市萱野5-7-1 電話　0727-28-2001 FAX　0727-28-8495 （ホームページ　http://www2.city.minoh.osaka.jp/HOSPITAL/home.html）
標榜診療科	内科，精神科，神経内科，小児科，外科，整形外科，形成外科，脳神経外科，皮膚科，泌尿器科，産婦人科，眼科，耳鼻咽喉科，リハビリテーション科，放射線科，麻酔科
総医師数	70名（うち常勤55名）　　一般看護基準　　2対1
病院の特徴	親切でていねい。

● 精神科（院内名称：精神科）／医長　内藤正敏 ●

外来	月～金の午前／火・水・金の午後	初診受付時間	月～金の9:00～11:30（水曜を除く）
専門外来	痴呆外来（木曜午前）		
外来デイケア	なし	入院・開放病床数　0床	入院・閉鎖病床数　0床
医師数（（　）内は精神保健指定医数）		3名（2名）	
入院中に行える治療	薬物療法，精神療法		
科の特徴	できるだけ患者さんの話を聞けるように，1時間あたりの予約数を4名として，一人あたりの診察時間を多くとるように努力している。		

【兵　庫】

神戸大学医学部附属病院 責任者　中村　肇	住所　〒650-0017　神戸市中央区楠町7-5-2 電話　078-382-6065 FAX　078-382-6079 （ホームページ　http://www.med.kobe-u.ac.jp/psyneu/psychiatry.html）
標榜診療科	総合診療（一般内科），消化器内科，循環器内科，呼吸器内科，神経内科，糖尿病・代謝内科，内分泌・代謝内科，腎臓内科，血液内科，免疫内科，老年内科，漢方内科，精神神経科，小児科，放射線科，皮膚科，肝胆膵外科，食道胃腸外科，心臓血管外科，呼吸器外科，乳腺内分泌外科，小児外科，人工臓器移植外科，脳神経外科，整形外科，産婦人科，耳鼻咽喉科，眼科，泌尿器科，麻酔科，歯科口腔外科，形成外科

● 精神神経科（院内名称：精神科，神経科）／医長　前田　潔 ●

外来	月～金の午前と午後	初診受付時間	月～金の8:30～11:00

専門外来	メモリークリニック（木曜日）／気分障害専門外来（火・木曜日）			
外来デイケア	なし	入院・開放病床数　　0床	入院・閉鎖病床数	46床
医師数（（　）内は精神保健指定医数）		24名（9名）		
入院中に行える治療	薬物療法，精神療法			
科の特徴				
子ども・思春期から高齢者に至るまで幅広く診療。専門外来化を進めている。				

明石市立市民病院

責任者　奥野忠雄

住所　〒673-8501　明石市鷹匠町1-33
電話　078-912-2323
FAX　078-914-8374

標榜診療科	内科，心療内科，精神科，消化器内科，小児科，外科，整形外科，脳神経外科，皮膚科，泌尿器科，産婦人科，眼科，耳鼻咽喉科，放射線科，リハビリテーション科，麻酔科		
総医師数	60名	一般看護基準	2対1
病院の特徴			
消化器内科，肝臓内科など消化器系の疾患に力を入れている。			

●**心療内科，精神科**（院内名称：心療内科・精神科）／医長　上月清司●

外来	月～金の午前と午後	初診受付時間	月～金の8：30～11：30
専門外来	児童思春期外来（火曜日）／心身症外来（木曜日）		
外来デイケア	なし	入院・開放病床数　　0床	
入院・閉鎖病床数	0床（他科病床を利用して1，2名ならば可）		
医師数（（　）内は精神保健指定医数）		1名（1名）	
入院中に行える治療	薬物療法，精神療法		
科の特徴			
精神科疾患を全般に診ながらリエゾン精神医学に力を入れている。児童思春期外来や心身症専門外来を開設している。家族への治療的介入の指導にも積極的。			

公立豊岡病院

責任者　中野　博

住所　〒668-8501　豊岡市立野町6-35
電話　0796-22-6111
FAX　0796-22-0596
（ホームページ　http://www.hospital.toyooka.hyogo.jp/）

標榜診療科	内科，精神科，神経内科，呼吸器科，消化器科，循環器科，リウマチ科，小児科，

	外科，整形外科，形成外科，脳神経外科，呼吸器外科，心臓血管外科，皮膚科，泌尿器科，肛門科，産婦人科，眼科，耳鼻咽喉科，リハビリテーション科，放射線科，麻酔科，歯科口腔外科	
総医師数	81名	一般看護基準　　2対1
病院の特徴		
僻地中核病院として，地域のさまざまなニーズに応えることのできる病院である。但馬救命救急センター，但馬老人性痴呆疾患センターを併設している。		

●**精神科** (院内名称：精神科)／医長　高石俊一●

外来	月～金の午前と午後	初診受付時間	月～金の8：30～11：00
専門外来	アルコール外来（金曜日午前）／思春期外来（水曜日午後）／老年期外来（火曜日午前・水曜日午後）　すべて予約制			
外来デイケア　あり	入院・開放病床数　100床（開放時間9：00～16：30）		入院・閉鎖病床数　0床
医師数（（　）内は精神保健指定医数）	6名（3名）		
入院中に行える治療	薬物療法，精神療法，SST，ARP（アルコール症治療）		
科の特徴			
保健所など地域機関との連携協力，作業所などの社会資源との協力など，地域医療に力を入れている。また，精神科救急も，救急救命センターにて内科系救急の一環として受け付けている。			

高砂市民病院

住所　〒676-0015　高砂市荒井町紙町33-1
電話　0794-42-3981
FAX　0794-42-5472

標榜診療科	内科，神経科，小児科，外科，整形外科，脳神経外科，皮膚科，泌尿器科，産婦人科，眼科，耳鼻咽喉科，リハビリテーション科，放射線科，麻酔科		
総医師数	51名	病院の特徴	地域の中核病院。透析センターあり。

●**神経科** (院内名称：神経科)／医長　荒木祥子●

外来	月～金の午前／月・火・木の午後（午後は予約のみ）		
初診受付時間	月～金の8：30～11：00		
外来デイケア　なし	入院・開放病床数　0床		入院・閉鎖病床数　0床
医師数（（　）内は精神保健指定医数）	3名（2名）		
科の特徴			
幅広い精神科外来臨床。			

【島 根】

島根医科大学附属病院		住所 〒693-8501　出雲市塩冶町89-1 電話 0853-23-2110 FAX 0853-20-2260 （ホームページ　http://www.shimane-med.ac.jp/japanese/hospital/index.html）	
標榜診療科	内科（内分泌・代謝 血液 リウマチ・膠原病・神経・消化器・循環器・循環呼吸器・高血圧・腎臓 ペースメーカー外来・その他一般・消化器内視鏡治療外来），消化器外科（一般外科），胸部外科，心臓血管外科，乳腺外科（一般外科），小児外科（一般外科），皮膚科，整形外科，耳鼻咽喉科，小児科，脳神経外科，眼科，精神科，泌尿器科，麻酔科，放射線科，産科婦人科，歯科，口腔外科，総合診療部，リハビリテーション部		
一般看護基準	2.5対1		
●精神科（院内名称：精神科・神経科）／医長　堀口　淳●			
外来	月～金の午前／火の午後	初診受付時間	月～金の8：30～10：30
専門外来	思春期外来（火・木曜日）／睡眠・物忘れ外来（火曜日午後）		
外来デイケア	なし	入院・開放病床数　20床	入院・閉鎖病床数　20床
医師数（（　）内は精神保健指定医数）		14名（5名）	
入院中に行える治療	薬物療法，精神療法，通電療法（m-ECT）		
科の特徴 地域医療を担う。			

島根県立中央病院 責任者　中川正久		住所 〒693-8555　出雲市姫原4-1-1 電話 0853-22-5111 FAX 0853-21-2975 （ホームページ　http://www2.pref.shimane.jp/spch/index.html）	
標榜診療科	総合診療科，リハビリテーション科，放射線科，内視鏡科，精神神経科，神経内科，呼吸器科，循環器科，消化器科，アレルギー科，血液免疫科，内分泌代謝科，外科，整形外科，脳神経外科，呼吸器外科，心臓血管外科，泌尿器科，腎臓科，形成外科，皮膚科，眼科，耳鼻咽喉科，歯科，救命救急科，麻酔科，手術科，小児科，小児外科，産婦人科，地域医療科，検査診断科，病理組織診断科		
総医師数	115名	一般看護基準	2対1
病院の特徴 県内全域をエリアとする三次医機能をもつ基幹的病院として，周産期医療や循環器疾患等に対応する高度，特殊医療の提供を図るため，新生児集中治療室の拡充，母体胎児集中治療室の新設，専門診療科の充実および手術部門の強化などに努めている。県内唯一の救命救急センターとして，24時間体制での重篤患者など受入機能の充実強化を図っている。離島など，遠隔地からの緊急患者搬			

送に対応できるよう県内初の屋上ヘリポートを設置している。研修室，医師会室を整備するなど，かかりつけ医，へき地医療従事者等に対する研修機能の充実により病診連携，疾病連携の強化を図っている。統合情報システムの導入により質の高い医療を効率的に提供するとともに，待ち時間の短縮，「インフォームドコンセント」の推進を図っている。

●精神神経科（院内名称：精神神経科）／医長　小林孝文●

外来	月～金の午前と午後	初診受付時間	月～金の8:30～11:00
専門外来	アルコール外来（水曜日）／思春期外来（金曜日）／集団精神療法（水・木曜日。高齢者，摂食障害者などが対象）		
外来デイケア　　なし	入院・開放病床数　40床	入院・閉鎖病床数	0床
医師数：（　）内は精神保健指定医数）	4名（2名）		
入院中に行える治療	薬物療法，精神療法，ARP（アルコール症治療）		

科の特徴
小児から高齢者にわたる精神障害全般に対応しているが，特に精神科救急医療および身体疾患治療を含めたコンサルテーション・リエゾン精神医療に積極的に取り組んでいる。思春期外来，酒害教育外来などの特殊外来を開設しているし，摂食障害，アルコール依存症，高齢者，精神分裂病を対象とした集団精神療法も行っている。老年期痴呆疾患センターを併設している。島根県精神科医懇話会などを通じて，他の精神科医療機関とも密接な連携がとれている。

【岡　山】

岡山済生会総合病院　　　責任者　広瀬周平	住所　〒700-8511　岡山市伊福町1-17-18 電話　086-252-2211 FAX　086-252-6882 （ホームページ　http://www.okayamasaiseikai.or.jp）
標榜診療科	内科，小児科，外科，呼吸器外科，皮膚科，泌尿器科，整形外科，形成外科，美容外科，産婦人科，眼科，耳鼻咽喉科，脳神経外科，精神科，神経科，放射線科，麻酔科，リハビリテーション科
総医師数　　97名	一般看護基準　　一般病棟入院基本料・群1／夜間勤務等看護加算1a, 1b

病院の特徴
予防医学部やライフケアセンター（都市型総合福祉施設）併設など，保健・医療・福祉の一貫した診療体制。離島・へき地の巡回検診，在宅支援活動，診療所との連携など，地域医療の重視。緩和ケア病棟，救急医療など。

●精神科，神経科（院内名称：精神神経科）／医長　光信克甫●

外来	月～土の午前	初診受付時間	月～土の7:30～11:30
外来デイケア　　なし	入院・開放病床数　0床	入院・閉鎖病床数	0床

医師数（（ ）内は精神保健指定医数）	1名（1名）
科の特徴	うつ病を中心に精神科全般の外来診療。思春期・青年期の方と入院の必要な方は他医へ紹介。

岡山赤十字病院
責任者　本郷基弘

住所　〒700-8607　岡山市青江2-1-1
電話　086-222-8811
FAX　086-222-8841
（ホームページ　http://www.rweb.ne.jp/oka-rcgh/）

標榜診療科	内科・循環器科，神経内科・精神科，小児科，外科，整形外科・リウマチ科，脳神経外科，皮膚科，泌尿器科，産婦人科，眼科，耳鼻咽喉科，放射線科，麻酔科，リハビリテーション科，歯科口腔外科，救急部，病理部
一般看護基準　2.5対1	病院の特徴　救命救急センターを有する総合病院（全500床）。

●神経内科・精神科（院内名称：心療科）／医長　忠田正樹●

外来	月〜金の午前／水・金の午後	初診受付時間	月〜金の8：30〜11：30
外来デイケア	なし	入院・開放病床数　16床	入院・閉鎖病床数　0床
医師数（（　）内は精神保健指定医数）	3名（2名）		
入院中に行える治療	薬物療法，精神療法		

科の特徴
外来中心だが，一般病床への入院も可能。

岡山労災病院
責任者　大森弘之

住所　〒702-8055　岡山市築港緑町1-10-25
電話　086-262-0131
FAX　086-262-3391
（ホームページ　http://www.okayamah.rofuku.go.jp/）

標榜診療科	内科，小児科，神経科・精神科，脳神経外科，外科，泌尿器科，眼科，耳鼻咽喉科，皮膚科，産婦人科，麻酔科，リハビリテーション科，産業保健科，検査科，臨床病理科
総医師数　62名	病院の特徴　勤労者医療を中心としている。

●神経科・精神科（院内名称：神経科・精神科）／医長　下山敦士●

外来	月〜金の午前	初診受付時間	月〜金の8：30〜11：00
外来デイケア	なし	入院・開放病床数　0床	入院・閉鎖病床数　0床
医師数（（　）内は精神保健指定医数）	1名（1名）		

科の特徴	
外来治療のみを行っている。	

倉敷中央病院	住所　〒710-8602　倉敷市美和1-1-1
責任者　髙三秀成	電話　086-422-0210 FAX　086-421-3424 （ホームページ　http://www.kchnet.or.jp/）
標榜診療科	消化器内科，呼吸器内科，糖尿病内科，腎臓内科，血液内科，小児科，外科，整形外科，脳神経外科，皮膚科，泌尿器科，産婦人科，眼科，耳鼻咽喉科，放射線科，麻酔科，形成外科，心臓血管外科，心療内科，呼吸器外科，循環器内科，神経内科，リハビリテーション科，歯科，歯科口腔外科
総医師数　　224名	病院の特徴　　岡山県西北部基幹病院。

●心療内科（院内名称：心療内科）／医長　岡部健雄●

外来	月～金の午前と午後／土の午前	初診受付時間　月～土の8:15～11:00
外来デイケア　　なし	入院・開放病床数　　0床	入院・閉鎖病床数　　0床
医師数（（ ）内は精神保健指定医数）　　4名（3名）		

科の特徴
受診のしやすさ。

【広　島】

広島市民病院	住所　〒730-8518　広島市中区基町7-33
責任者　岡崎富男	電話　082-221-2291 FAX　082-223-1447 （ホームページ　http://www.city-hosp.naka.hiroshima.jp）
標榜診療科	内科，呼吸器科，循環器科，外科，整形外科，形成外科，脳神経外科，心臓血管外科，呼吸器外科，小児科，小児外科，産婦人科，皮膚科，泌尿器科，耳鼻咽喉科，気管食道科，眼科，精神科，神経科，放射線科，麻酔科，リハビリテーション科，リウマチ科，歯科，歯科口腔外科
総医師数　　157名	一般看護基準　　2対1

病院の特徴
急性期医療を担う都市型地域基幹病院。

●精神科，神経科（院内名称：精神科・神経科）／医長　佐々木高伸●

外来	月～金の午前	初診受付時間　月～金の8:30～11:00

専門外来	てんかん外来(月曜日)／神経症外来(火曜日)／リエゾン外来(水曜日)／神経筋外来(木曜日)／痴呆外来(金曜日)				
外来デイケア	なし	入院・開放病床数	43床 (クラスターベッド9床)	入院・閉鎖病床数	0床
医師数(( )内は精神保健指定医数)	8名(5名)				
入院中に行える治療	薬物療法,精神療法,通電療法(m-ECT)				
科の特徴	神経内科と融合した診療体制。オープンベッドによる精神科診療所との連携。ソフトサイカイアトリー部門の充実。				

県立広島病院

責任者 土肥雪彦

住所 〒734-8530 広島市南区宇品神田1-5-54
電話 032-254-1818
FAX 082-253-8274
(ホームページ http://www.hph.pref.hiroshima.jp/)

標榜診療科	内科,循環器科,精神科,神経科,小児科,外科,心臓血管外科,整形外科,脳神経外科,小児外科,皮膚科,ひ尿器科,産科,婦人科,眼科,耳鼻いんこう科,リハビリテーション科,放射線科,歯科,麻酔科		
総医師数	48名	一般看護基準	2対1
病院の特徴	救命救急センターなど5つの専門医療センターと20の心療科を有する755床の総合病院である。		

●**精神科,神経科**(院内名称:精神神経科)／医長 太田垣洋子●

外来	月～金の午前と午後 (午後は予約のみ)		初診受付時間	月～金の8:30～11:00	
外来デイケア	なし	入院・開放病床数	50床	入院・閉鎖病床数	0床
医師数(( )内は精神保健指定医数)	5名(3名)		看護基準	3対1(看護補助 13対1)	
入院中に行える治療	薬物療法,精神療法,通電療法(m-ECT)				
科の特徴	うつ病,身体合併症,摂食障害などの思春期の患者の入院が多い。				

JA広島総合病院

責任者 関口善孝

住所 〒738-8503 廿日市市地御前1-3-3
電話 0829-36-3111
FAX 0829-36-5573
(ホームページ http://www.urban.ne.jp/home/jakosei/sisetu_hiroshima.htm)

標榜診療科	内科,小児科,外科,脳神経外科,整形外科,皮膚科,泌尿器科,産婦人科,眼

	科,耳鼻咽喉科,麻酔科,放射線治療科,画像診断部,歯科,呼吸器外科,心臓血管外科,精神科		
総医師数	74名	一般看護基準	2対1 加算1a
病院の特徴 コンサルテーション・リエゾン精神医療主体の急性期対応病院			

●**精神科**(院内名称:精神科・心療内科)●

外来	月〜金の午前／月・水・金の午後	初診受付時間	月〜金の8:30〜11:00
外来デイケア なし	入院・開放病床数 5床(変動あり)(実際2〜3床。一般病床)		入院・閉鎖病床数 0床
医師数(( )内は精神保健指定医数) 2名(1名)			
入院中に行える治療	薬物療法,精神療法		
科の特徴 コンサルテーション・リエゾン精神医療主体。外来は神経症,うつ,心身症が中心。			

公立みつぎ総合病院
責任者 椙原美昭

住所 〒722-0393 御調郡御調町大字市124
電話 08487-6-1111
FAX 08487-6-1112
(ホームページ http://www.town.mitsugi.hiroshima.jp/FUKUSHI/01.sougou/0.sougou/sougou.htm)

標榜診療科	内科,循環器科,小児科,外科,整形外科,脳外科,産婦人科,皮膚科,泌尿器科,眼科,耳鼻咽喉科,精神神経科,放射線科,リハビリテーション科,リュウマチ科,歯科		
総医師数	36名	一般看護基準	2対1 加算A
病院の特徴 理念は「地域包括医療(ケア)の実践」。			

●**精神神経科**(院内名称:精神神経科)●

外来	月〜土の午前(第2・4土曜は休診)	初診受付時間	月〜土の8:30〜11:30
外来デイケア なし	入院・開放病床数 0床		入院・閉鎖病床数 0床
医師数(( )内は精神保健指定医数) 1名(1名)			
科の特徴 町内外の施設との連携や情報交換を重視している。			

【山　口】

国立下関病院	住所　〒751-8501　下関市後田町1-1-1 電話　0832-22-6216 FAX　0832-34-1416 （ホームページ　http://www.hosp.go.jp/~simo/Welcome.html）		
標榜診療科	内科，精神科，神経科，呼吸器科，消化器科，循環器科，アレルギー科，小児科，外科，整形外科，脳神経外科，小児外科，皮ふ科，ひ尿器科，産婦人科，眼科，耳鼻いんこう科，気管食道科，リハビリテーション科，放射線科，麻酔科		
●精神科，神経科●			
外来	月〜金の午前（午後は要予約）	初診受付時間	月〜金の8：30〜11：30
専門外来	痴呆外来（木曜日）		
外来デイケア　なし	入院・開放病床数　10床		入院・閉鎖病床数　0床
医師数（（　）内は精神保健指定医数）	2名（2名）		
入院中に行える治療	薬物療法，精神療法，光照射療法		
科の特徴 うつ病および痴呆（アルツハイマー型）の治験を現在行っている。			

【徳　島】

徳島県立中央病院 責任者　仁木敏晴	住所　〒770-8539　徳島市蔵本町1-10-3 電話　088-631-7151 FAX　088-631-8354 （ホームページ　http://kencyu-tokushima.jp/）		
標榜診療科	内科，呼吸器科，循環器科，消化器科，精神神経科，小児科，放射線科，外科，整形外科，脳神経外科，皮膚科，泌尿器科，産婦人科，耳鼻咽喉科，眼科，歯科，麻酔科		
総医師数　70名	一般看護基準　2対1		
●精神神経科（院内名称：精神神経科）／医長　元木義政●			
外来	月〜金の午前と午後	初診受付時間	月〜金の8：30〜16：00
外来デイケア　なし	入院・開放病床数　50床		入院・閉鎖病床数　50床
医師数（（　）内は精神保健指定医数）	3名（3名）		
入院中に行える治療	薬物療法，精神療法，作業療法，SST，通電療法（m-ECT）		

【香　川】

総合病院回生病院
責任者　小川維二

- 住所　〒762-0007　坂出市室町3-5-28
- 電話　0877-46-1011
- FAX　0877-45-6410
- （ホームページ　http://www.kaisei.or.jp/）

標榜診療科	内科，呼吸器科，消化器科，循環器科，神経内科，神経科，精神科，小児科，外科，整形外科，リウマチ科，脳神経外科，皮膚科，泌尿器科，肛門科，産婦人科，眼科，耳鼻咽喉科，気管食道科，放射線科，リハビリテーション科		
総医師数	35名	一般看護基準	2.5対1　加算A

病院の特徴
急性期特定病院をめざしている。

●神経科，精神科（院内名称：心療科）●

外来	月〜土の午前	初診受付時間	月〜土の9：00〜12：00
外来デイケア	あり	入院・開放病床数　0床	入院・閉鎖病床数　60床
医師数（（　）内は精神保健指定医数）	3名（3名）	看護基準	3対1　加算A
入院中に行える治療	薬物療法，精神療法，作業療法，SST，通電療法（m-ECT），ARP		

科の特徴
患者さんに振りまわされない積極的な医療。合併症症例・救急症例の積極的な受け入れ。

国立善通寺病院
責任者　吉田　冲

- 住所　〒765-0001　善通寺市仙遊町2-1-1
- 電話　0877-62-2211
- FAX　0877-63-1601
- （ホームページ　http://www.hosp.go.jp/~zentuujh/）

標榜診療科	内科，消化器科，循環器科，小児科，外科，整形，脳外科，呼吸器科，心臓外科，皮膚科，産婦人科，眼科，耳鼻咽喉科，精神科，神経科，放射線科，歯科，麻酔科		
総医師数	50名（常勤41, レジデント9）	一般看護基準	2.5対1

●精神科，神経科（院内名称：精神科・神経科）／医長　辻　健三●

外来	月〜金の午前と午後	初診受付時間	月〜金の8：30〜11：00
外来デイケア	なし	入院・開放病床数　0床	入院・閉鎖病床数　100床
医師数（（　）内は精神保健指定医数）	3名（2名）	看護基準	3対1
入院中に行える治療	薬物療法，精神療法，SST，通電療法（m-ECT）		

科の特徴	
	精神科合併症，リエゾン，急性精神病，感情障害，循環器病の基幹病院であり，国立療養所香川小児病院と統合後は成育医療の基幹病院ともなる。

【愛媛】

愛媛大学医学部附属病院
責任者　小林展章

住所　〒791-0295　温泉郡重信町志津川454
電話　089-964-5111
FAX　089-960-5317
（ホームページ　http://www.m.ehime-u.ac.jp/hospital/sinryou/seisin.html）

標榜診療科	内科（血液内科，感染症内科，消化器内科，膠原病・アレルギー，循環器内科，呼吸器内科，腎臓・高血圧内科，内分泌・代謝内科，糖尿病内科，老年内科，神経内科，総合内科），精神科神経科，小児科，外科（消化器外科，心臓血管外科，血管外科，呼吸器外科，乳腺・内分泌外科，小児外科，移植外科，内視鏡外科），脳神経外科，整形外科，皮膚科，泌尿器科，眼科，耳鼻咽喉科・頭頸部外科，放射線科，産科婦人科，麻酔科蘇生科，歯科口腔外科
一般看護基準	2.5対1

病院の特徴
昭和51（1986）年10月に本院が開院して丁度四半世紀。本院は高度先進医療，先端医療を推進すべき特定機能病院でありますが，内容とその心が伴ってこそ本来の役目を果せるものと思います。一方，病院の経営改善にそっぽを向くことは出来ません。独立行政法人化も目前に迫っています。卒前・卒後を通じて，病院が医学教育現場を提供する機会は益々増えて行き，そのための人的資源，システムやカリキュラムの一層の充実を図っていく必要があります。皆で知恵を出し合って私達自身の手で今後の本院の舵取りをうまく行っていくための力を蓄えていかねばならないと考えます。病院全体が心を一つにして有機的に機能していく方策を講じていく必要があります。そのために，医療福祉支援センターをはじめ様々な新機軸が打ち出されておりますが，何にもまして患者さんや地域住民の方々から厚い信頼を得て，そして患者さんの立場に立ってその人権を尊ぶ医療を実践するためには，医療事故のない，そして患者さんや家族の方々と本当に通い合えるような心を保っていけるような医療現場の構築のために努力を惜しまない覚悟です。（病院長挨拶より抜粋）

●精神科神経科（院内名称：精神科神経科）／医長　田邉敬貴●

外来	月〜金の午前／火・水の午後	初診受付時間	月〜金の8：30〜10：30
専門外来	高次脳機能外来（木曜日午後）		
外来デイケア	あり（水のみ）	入院・開放病床数　11床	入院・閉鎖病床数　29床
医師数（（　）内は精神保健指定医数）	22名（3名）	看護基準	2.5対1
入院中に行える治療	薬物療法，精神療法，作業療法，通電療法（m-ECT）		

科の特徴
教授の田辺敬貴の専門は神経心理学（高次脳機能）であり，痴呆，脳血管障害などに関連して多数

の著作，研究があり，活発な学術的活動を行っている．また，他にも痴呆を中心とする神経心理学（高次脳機能）を専門とするスタッフが多く，研究，学会発表，講演などの活動を行っている．これらを背景にアルツハイマー病，脳血管性痴呆などの痴呆性疾患の診療を行い，高齢化の進む現代の精神科医療のニーズに対応している．また，精神神経疾患（うつ病，精神分裂病，てんかん等）についても従来どおり診療を行っている．

【高　知】

高知赤十字病院

責任者　開發展之

住所　〒780-8562　高知市新本町2-13-51
電話　088-822-1201
FAX　088-822-1056
（ホームページ　http://www.krch.jp/）

標榜診療科	内科，神経内科・心療内科，外科，呼吸器外科，脳神経外科，心臓血管外科，小児科，産婦人科，耳鼻咽喉科，眼科，整形外科，皮膚科，泌尿器科，麻酔科，形成外科，放射線科，リハビリテーション科
総医師数	70名　　一般看護基準　　2対1　加算A

病院の特徴
高知県内唯一の救命救急センターを併設．

●神経内科・心療内科（院内名称：神経内科・心療内科）／医長　佐藤博俊●

外来	月〜金の午前／水の午後	初診受付時間	月〜金の8:30〜11:30
専門外来	もの忘れ外来（水曜日午後）		
外来デイケア	なし	入院・開放病床数　0床	入院・閉鎖病床数　0床
医師数（（）内は精神保健指定医数）	1名（1名）		

【福　岡】

北九州市医療センター

責任者　瀬藤　昭

住所　〒802-0077　北九州市小倉区馬借2-1-1
電話　093-541-1831
FAX　093-541-1831
（ホームページ　http://www.city.kitakyushu.jp/~k7509200/）

標榜診療科	総合外来，内科，消化器科，糖尿病内科，循環器科，呼吸器科，小児科，外科，整形外科，小児外科，心臓血管外科，皮膚科，産婦人科，眼科，耳鼻咽喉科，放射線科，麻酔科，精神科，緩和ケア，脳神経外科，歯科
総医師数	117名　　一般看護基準　　2対1　加算+

病院の特徴
北九州市立病院群の中での中心的病院，標準心療科23を有する総合病院。

●精神科（院内名称：精神科・心療内科）●

外来	月～金の午前
初診受付時間	精神科（月の8:00～11:00）／心療内科（水の8:00～11:00）

外来デイケア	なし	入院・開放病床数	精神科（0床） 心療内科（一般病棟で10床）	入院・閉鎖病床数	0床

医師数（( ) 内は精神保健指定医数）	1名（1名）心療内科医2名
入院中に行える治療	薬物療法，精神療法

科の特徴
院内の他科入院外来に関係した患者を主として扱っている。緩和ケア病棟の支援をしている。

社会保険小倉記念病院
責任者　伴　敏彦

住所　〒802-8555　北九州市小倉北区貴船町1-1
電話　093-921-2231
FAX　093-921-8497
（ホームページ　http://www.kokurakinen.or.jp）

標榜診療科	内科，循環器科，消化器科，神経内科，精神科，小児科，皮膚科，外科，心臓血管外科，整形外科，脳神経外科，形成外科，泌尿器科，婦人科，眼科，耳鼻咽喉科，麻酔科，放射線科

病院の特徴
病床数658床18診療科を有する地域の中核病院。国内最大規模のCCUを有した心臓病センターがあり循環器系の高度先端医療が行われている。他の診療科も急性期を中心とした高度医療に取り組んでいる。精神科の病床はない。

●精神科（院内名称：精神科）／医長　三木浩司●

外来	月～金の午前と午後	初診受付時間	月～金の8:10～11:00

外来デイケア	なし	入院・開放病床数	0床	入院・閉鎖病床数	0床

医師数（( ) 内は精神保健指定医数）	1名（1名）
入院中に行える治療	薬物療法，精神療法

科の特徴
総合病院内で外来診療のみを行っている他の精神科同様，受診者の多くを神経症圏内の方や軽症うつの方が占めている。しかし時には重症の障害で受診される方もあり，入院が必要な場合は，最適な施設のある他の病院の紹介を行っている。また通院距離の問題などで外来診療を他院から依頼される場合もある。もう一つの特徴として他科疾患に合併した精神的な障害の治療にあたる機会が多いことがある。せん妄の方が多く，身体疾患の状況によっては病室への往診も行う。

産業医科大学病院

責任者 重松昭生

住所	〒807-8555 北九州市八幡西区医生ヶ丘1-1
電話	093-603-1611
FAX	093-691-8892
(ホームページ	http://www.uoeh-u.ac.jp/hospital/hospital_j.html)

標榜診療科	内科,呼吸器科,神経内科,精神科,小児科,外科,整形外科,脳神経外科,皮膚科,産婦人科,眼科,耳鼻咽喉科,麻酔科,歯科,口腔科
総医師数	343名
一般看護基準	2対1 加算1群 入院基本料1

●精神科(院内名称:神経・精神科)/医長 大里敬一●

外来	月〜金の午前	初診受付時間	月〜金の8:30〜11:00
外来デイケア	なし		
入院・開放病床数	0床	入院・閉鎖病床数	40床
医師数(( )内は精神保健指定医数)	23名(4名)		
看護基準	3対1 加算2群 入院基本料3		
入院中に行える治療	薬物療法,精神療法,m-ECT,磁気療法,光療法		

科の特徴
気分障害に対する合理的,生物学的治療(薬物療法,光療法,磁気療法など)。

国立病院九州医療センター

責任者 柏木征三郎

住所	〒810-8563 福岡市中央区地行浜1-8-1
電話	092-852-0700
FAX	092-847-8802
(ホームページ	http://www.hosp.go.jp/~kmc/)

標榜診療科	内科,精神科,神経内科,呼吸器科,消化器科,循環器科,リウマチ科,小児科,外科,整形外科,形成外科,呼吸器外科,脳神経外科,心臓血管外科,小児外科,皮膚科,泌尿器科,産科,婦人科,眼科,耳鼻いんこう科,気管食道科,リハビリテーション科,放射線科,歯科,歯科口腔外科,麻酔科
総医師数	170名
一般看護基準	2.5対1

病院の特徴
急性期の病院。

●精神科(院内名称:精神神経科)/医長 取違慎一●

外来	月〜金の午前	初診受付時間	月〜金の8:30〜10:30
外来デイケア	なし		
入院・開放病床数	20床	入院・閉鎖病床数	30床
医師数(( )内は精神保健指定医数)	7名(2名)	看護基準	3対1
入院中に行える治療	薬物療法,精神療法		

科の特徴
うつ病,精神身体合併症の方が多い。

リスト①：総合病院精神科・神経科　診療状況

久留米大学病院	住所　〒830-0011　久留米市旭町67 電話　0942-31-7564 FAX　0942-35-6041 （ホームページ　http://www.med.kurume-u.ac.jp/med/hosp/main/）	
責任者　恵紙英明		
標榜診療科	消化器病センター，循環器病センター，呼吸器病センター，内分泌代謝内科，神経内科，腎臓内科，血液内科，膠原病外来，一般内科，一般外科，乳腺・内分泌外科，精神神経科，小児内科，整形外科，形成外科，脳神経外科，小児外科，皮膚科，泌尿器科，産科，婦人科，眼科，耳鼻咽喉科，歯科・口腔外科，麻酔科（ペインクリニック）	
病院の特徴　臨床に強いバランスのとれた医師を育てる。		
●精神神経科（院内名称：精神神経科・心療外来・リエゾン）／医長　前田久雄●		
外来	月～金の午前と午後	初診受付時間　月～金の8：00～11：00，12：00～15：00
専門外来	アルコール外来（金曜日午前）／思春期外来（金曜日午前）／睡眠外来（毎日）／けいれん外来（月・水・木の午前午後，金の午前）	
外来デイケア	あり　入院・開放病床数　0床	入院・閉鎖病床数　60床（急性期治療病棟）
医師数（（ ）内は精神保健指定医数）	80名（33名） （学内38名うち精神保健指定医21名）	看護基準　2.5対1
入院中に行える治療	薬物療法，精神療法，作業療法，SST，通電療法（m-ECT），ARP，集団精神療法	
科の特徴　各疾病について専門的に指導できる医師を病院に配属。大学病院内で唯一急性治療病棟をもつ。		

【佐　賀】

佐賀医科大学医学部附属病院	住所　〒849-8501　佐賀市鍋島5-1-1 電話　0952-31-6511 FAX　0952-34-2048（精神神経科直通） （ホームページ　http://www.hospital.saga-med.ac.jp/）	
標榜診療科	総合外来，内科，皮膚科，精神神経科，循環器科，小児科，外科，整形外科，心臓血管外科，脳神経外科，泌尿器科，産科婦人科，眼科，耳鼻咽喉科，放射線科，麻酔科蘇生科，歯科口腔外科	
総医師数　311名	一般看護基準	2対1　加算なし
病院の特徴 ①紹介患者を除き，外来初診患者はすべて総合診療部の医師が総合外来で診察を行う。その結果必要があると判断された場合に限り，当科を含む専門外来において専門医（精神科医）が診察するシ		

ステムを探る。②開院以来1患者1カルテでその記載にProblem Oriented Systemを採用し、診療録センターで一括中央管理している。なお2003年1月より完全電子カルテ化の予定である。③救急部において一次から三次救急患者すべてを受け入れており、救急外来患者は年間1万人前後と大学病院ではトップクラスである。ただし当科が閉鎖病棟をもたないこと、応急指定病院ではないことから、救急重症精神障害者の受け入れは現在のところ行っていない。

●精神神経科（院内名称：精神神経科）／医長　山田茂人●

外来	火・木の午前と午後	初診受付時間	火・木の8:30～11:00
外来デイケア	なし　入院・開放病床数　26床	入院・閉鎖病床数	0床
医師数（（　）内は精神保健指定医数）	11名（5名）	看護基準	3対1
入院中に行える治療	薬物療法、精神療法、作業療法、SST、通電療法（m-ECT）		

科の特徴
当科は生物ー心理ー社会モデルに立ち、しかも地域精神医療に根ざした患者中心の臨床精神医療を行っている。治療は一般精神医学の上に開設当初からリエゾン・コンサルテーション精神医学を実践して、大きな治療成果をあげてきた。当科の病棟は26床ですべて開放病棟となっていることから、比較的軽症の精神疾患をもつ患者さんの診断や治療を中心に行っている。また佐賀県下では精神病床を備えた唯一の総合病院であることから、精神障害に身体疾患を合併した患者さんの診療も行っている。病棟診療は主治医・主治看制を採っているが、すべての診断および治療は大学スタッフの医師と専門の看護婦による十分な検討のうえに行っている。医師を含めてすべてのスタッフが常時患者さんと何らかの関わりをもち、病棟では治療的な雰囲気を大切にするようにしている。

【長　崎】

長崎市立市民病院
責任者　楠本征夫

住所　〒850-8555　長崎市新地町6-39
電話　095-822-3251
FAX　095-824-4030
（ホームページ　http://www1.city.nagasaki.nagasaki.jp/shibyo/）

標榜診療科	内科、小児科、外科、整形外科、皮膚科、泌尿器科、産婦人科、眼科、耳鼻咽喉科、リハビリテーション科、放射線科、麻酔科、病理科、精神科
一般看護基準	2対1

●精神科（院内名称：心療内科・精神科）／医長　道辻俊一郎●

外来	月～金の午前と午後	初診受付時間	電話予約
外来デイケア	なし　入院・開放病床数　0床	入院・閉鎖病床数	0床
医師数（（　）内は精神保健指定医数）	1名（1名）		

【大　分】

大分医科大学付属病院　責任者　茂木五郎	住所　〒879-5593　大分郡挟間町医大ヶ丘1-1 電話　097-586-6820 FAX　097-549-3583 （ホームページ　http://www.oita-med.ac.jp/psy/guide.html）	
標榜診療科	内科（感染症内科，呼吸器内科，循環器内科，消化器内科，糖尿病・代謝内科，内分泌内科，血液内科，腎臓内科，膠原病内科，神経内科，遺伝内科，心身症科），精神科神経科，小児科，外科，心臓血管外科，脳神経外科，整形外科，皮膚科，泌尿器科，眼科，耳鼻咽喉科，産婦人科，放射線科，麻酔科，臨床薬理センター，歯科口腔外科，総合診療部	
総医師数	300名	一般看護基準	2対1
病院の特徴　緑に囲まれた，落ち着いた雰囲気の中で，先端的医療が受けられる。			

●精神科神経科（院内名称：精神科神経科）／医長．永山治男●

外来	月〜金の午前	初診受付時間	月〜金の8：30〜10：30
専門外来	ストレス外来（月・金曜日）		
外来デイケア	なし	入院・開放病床数　0床	入院・閉鎖病床数　30床
医師数（（　）内は精神保健指定医数）　23名（5名）			
入院中に行える治療	薬物療法，精神療法，作業療法，通電療法（m-ECT），光療法，バイオフィードバック療法ほか		
科の特徴　うつ病，パニック障害，ストレス障害に特に力を入れている。ゆったりと時間をとった診察。			

【宮　崎】

宮崎県立日南病院　責任者　柴田紘一郎	住所　〒887-0013　日南市木山1-9-5 電話　0987-23-3111 FAX　0987-23-5142 （ホームページ　http://www.pref.miyazaki.jp/fukushi/nichinan-hp/）
標榜診療科	内科，心療内科，精神科，神経内科，小児科，外科，整形外科，脳神経外科，皮膚科，泌尿器科，産婦人科，眼科，耳鼻咽喉科，リハビリテーション科，放射線科，麻酔科
病院の特徴　総合病院であり救急外来がある。	

●精神科，心療内科 (院内名称：ストレス外来)／医長　長沼英俊●			
外来	月～金の午前と午後	初診受付時間	月～金の8:30～11:00
外来デイケア　なし	入院・開放病床数　0床		入院・閉鎖病床数　0床
医師数（（　）内は精神保健指定医数）			1名（1名）
科の特徴 うつ病，パニック障害，児童思春期の外来治療。			

【沖　縄】

那覇市立病院 責任者　与儀実津夫	住所　〒902-8511　那覇市古島2-31-1 電話　098-884-5111 FAX　098-885-8168 （ホームページ　http://www.nch.naha.okinawa.jp/index.html）		
標榜診療科	内科，呼吸器科，循環器科，神経内科，心療内科，精神科，小児科，外科，心臓血管外科，整形外科，脳神経外科，皮膚科，泌尿器科，産婦人科，眼科，耳鼻咽喉科，診療放射線科，麻酔科，歯科，口腔外科		
総医師数	80名	一般看護基準	2対1　加算あり
●精神科 (院内名称：精神科)／医長　屋宜盛秀●			
外来	月～金の午前午後	初診受付時間	月～金の9:00～11:00
外来デイケア　なし	入院・開放病床数　0床		入院・閉鎖病床数　0床
医師数（（　）内は精神保健指定医数）			2名（1名）
入院中に行える治療	薬物療法，精神療法		
科の特徴 精神科のプライマリー・ケアとともに，合併症治療を行うリエゾン活動を重視し，病診連携や病病連携を特徴としている。			

琉球大学医学部付属病院 責任者 小椋 力	住所 〒903-0215 沖縄県西原町上原207 電話 098-895-3331（病院代表） FAX 098-895-1419（精神科） （ホームページ http://www.hosp.u-ryukyu.ac.jp/）
標榜診療科	第一内科、第二内科、第三内科、第一外科、第二外科、脳神経外科、整形外科、産科婦人科、小児科、皮膚科、泌尿器科、耳鼻咽喉科、眼科、精神科・神経科、放射線科、麻酔科、歯科口腔外科、高気圧治療部
病院の特徴	
総合診療科でも精神科医が診療を手伝っている。	

●精神科・神経科（院内名称：精神科神経科）／医長　山本和義●

外来	火・木・金の午前	初診受付時間	月・木・金の8：30〜11：00
外来デイケア　なし	入院・開放病床数　0床		入院・閉鎖病床数　40床
医師数（（　）内は精神保健指定医数）	32名（3名）		
入院中に行える治療	薬物療法、精神療法、作業療法、通電療法（m-ECT）		
科の特徴			
南に開かれた国際性豊かな医学部の中にある日本最南端の大学病院精神科。			

リスト②：総合病院精神科・神経科　一覧

　ここでは，わが国の2002年8月末時点での総合病院精神科・神経科のリストを掲載いたします。
1. 旧医療法による総合病院とは，最小限，内科，外科，産科，婦人科，眼科，および耳鼻科いんこう科を有し，患者100人以上の収容施設をもつことになります。しかし，今回のリストアップの基準は，耳鼻科，眼科，産科のどれか1科が欠けているものも含んでいます（婦人科が欠けている病院はリストにあげていません）。また，精神科医が常勤せず，隔週で診察している施設は除外してあります。
2. 掲載順は，総務省による国勢調査での統計リストの並べ方に準じています。
3. 医療法に規定されている精神病床がない施設でも，病状によっては精神科医が主治医として入院治療を担当している病院もありますので，詳細は各施設にお問い合わせください。

◆参考文献
　厚生省健康政策研究会：病院要覧2001-2002年版．医学書院，2000.12.

第Ⅳ章 総合病院精神科・神経科リスト

＊医療機関名は略称を取り入れています

市区町村	病院名	郵便番号	住所
【北海道】			
札幌市	JR札幌鉄道病院	060-0033	札幌市中央区北3条東1丁目
	NTT東日本札幌病院	060-0061	札幌市中央区南1条西15丁目
	札幌医科大学医学部附属病院	060-8543	札幌市中央区南1条西16-291
	市立札幌病院	060-8604	札幌市中央区北11条西13-1-1
	北海道大学医学部付属病院	060-8648	札幌市北区北14条西5丁目
	聖母会天使病院	065-8611	札幌市東区北12条東3-31
	勤医協札幌病院	003-0804	札幌市白石区菊水4条1-9-22
	国立札幌病院	003-0804	札幌市白石区菊水4条2-3-54
	手稲渓仁会病院	006-8555	札幌市手稲区前田1条12-1-40
函館市	市立函館病院	040-8505	函館市港町1-10-1
	函館渡辺病院	042-0932	函館市湯川町1-31-1
小樽市	市立小樽病院	047-0017	小樽市若松1-2-1
旭川市	旭川赤十字病院	070-8530	旭川市曙1条1-1-1
	市立旭川病院	070-8610	旭川市金星町1-1-65
	旭川厚生病院	078-8211	旭川市1条通24-111-3
	旭川医科大学附属病院	078-8510	旭川市緑が丘東2条1-1-1
室蘭市	市立室蘭総合病院	051-8512	室蘭市山手町3-8-1
釧路市	釧路労災病院	085-8533	釧路市中園町13-23
	釧路赤十字病院	085-8512	釧路市新栄町21-14
	市立釧路総合病院	085-8558	釧路市春湖台1-12
帯広市	帯広協会病院	080-0805	帯広市東5条南9-2
	帯広厚生病院	080-8502	帯広市西6条南8-1
北見市	北見赤十字病院	090-8666	北見市北6条東2丁目
岩見沢市	岩見沢市立総合病院	068-8555	岩見沢市9条西7-2
稚内市	市立稚内病院	097-8555	稚内市中央4-11-6
美唄市	美唄労災病院	072-0015	美唄市東四条南1-3-1
江別市	市立江別総合病院	067-0004	江別市若草町6-1
紋別市	道立紋別病院	094-8709	紋別市緑町5-6-8
士別市	市立士別総合病院	095-0044	士別市東山町3029
名寄市	名寄市立総合病院	096-8511	名寄市西7条南8-1
三笠市	市立三笠総合病院	068-2156	三笠市宮本町489-1
滝川市	滝川市立病院	073-0022	滝川市大町2-2-34
砂川市	砂川市立病院	073-0164	砂川市西4条北2-1-1
伊達市	伊達赤十字病院	052-8511	伊達市末永町81
山越郡	八雲総合病院	049-3105	山越郡八雲町東雲町50
檜山郡	道立江差病院	043-0022	檜山郡江差町字伏木戸484
虻田郡	倶知安厚生病院	044-0004	虻田郡倶知安町北4条東1-2
岩内郡	岩内協会病院	045-0011	岩内郡岩内町字栄170
夕張郡	町立長沼病院	069-1332	夕張郡長沼町中央南2-2-1

*公式＝病院の公式サイト　参考＝公式サイト以外の病院情報を掲載したホームページ

電話番号	入院	病床数	ホームページ	
011-241-4971	―		公式	http://www.jrsapporohosp.com/
011-623-7520	―		公式	http://www.ntt-east.co.jp/smc/
011-611-2111	○	50	公式	http://web.sapmed.ac.jp/
011-726-2211	―		公式	http://www.city.sapporo.jp/hospital/
011-716-1161	○	72	公式	http://soi.med.hokudai.ac.jp/
011-711-0101	―		公式	http://www.tenshi.or.jp/
011-811-2246	―		参考	http://www.kin-ikyo.or.jp/network-info/zaisatu/satubyo.htm
011-811-9111	―		公式	http://www.ncc.go.jp/sap-cc/
011-681-8111	―		公式	http://www.keijinkai.or.jp/teine_keijinkai_hosp/index.htm
0138-43-2000	○	150	公式	http://www.hospital.hakodate.hokkaido.jp/
0138-59-2221	○	427	公式	http://www.hakodatewatanabe.or.jp/
0134-25-1211	―		参考	http://www.city.otaru.hokkaido.jp/kurashi/hospital.htm
0166-22-8111	○	125	公式	http://www.asahikawa.jrc.or.jp/index.html
0166-24-3181	○	100	公式	http://www.city.asahikawa.hokkaido.jp/files/sibyou/
0166-33-7171	○	54	参考	http://www.hokkaido-kouseiren.topica.ne.jp/
0166-65-2111	○	33	公式	http://www.asahikawa-med.ac.jp/hospital/
0143-25-3111	○	180	公式	http://www.swan-bay.ne.jp/~murohosp/
0154-22-7191	―		参考	http://www.rofuku.go.jp/rosai/kushiro.html
0154-22-7171	○	123	公式	http://www.kushiro.jrc.or.jp/
0154-41-6121	○	102	公式	http://www.city.kushiro.hokkaido.jp/Hospital/
0155-22-6600	―		参考	http://www.meiji.ac.jp/campus/chihouku/obihiro_h.htm
0155-24-4161	○	70	参考	http://www.hekichi.net/Scripts/hkbinjohlt_out1.asp?kikan_cd=101017
0157-24-3115	○	134	公式	http://www.kitami.jrc.or.jp/
0126-22-1650	○	115		
0162-23-2771	○	100	公式	http://www.city.wakkanai.hokkaido.jp/main/byoin/index.html
01266-3-2151	―		参考	http://www.rofuku.go.jp/rosai/bibai.html
011-382-5151	○	130	参考	http://www.city.ebetsu.hokkaido.jp/benri/5fukusi_3.html
01582-4-3111	○	52	公式	http://www.pref.hokkaido.jp/hfukusi/hf-dbkri/monbetsu.htm
01652-3-2166	○	67		
01654-3-3101	○	165	公式	http://www.hokkai.or.jp/nayoro/hsptl/
01267-2-3131	○	80		
0125-22-4311	○	50	公式	http://caeser.or.jp/takimed/hospital/html/siritu.html
0125-54-2131	○	104	参考	http://www.city.sunagawa.hokkaido.jp/kurasu/sibyo/sibyo.html
0142-23-2211	○	130	公式	http://www.hokkaido.jrc.or.jp/l_sisetu/01_hosp/03_date.htm
01376-3-2185	○	100	公式	http://www.town.yakumo.hokkaido.jp/byouin/default.htm
01395-2-0036	○	50	公式	http://www.pref.hokkaido.jp/hfukusi/hf-dbkri/esashi.html
0136-22-1141	○	120	参考	http://www.hekichi.net/Scripts/hkbinjohlt_out1.asp?kikan_cd=101003
0135-62-1021	○	60	公式	http://www.iwanaikyoukai.jp/index.html
01238-8-2321	○	54		

市区町村	病院名	郵便番号	住所
	栗山赤十字病院	069-1513	夕張郡栗山町朝日3-2
浦河郡	浦河赤十字病院	057-0007	浦河郡浦河町東町ちのみ1-2-1

【青森県】

市区町村	病院名	郵便番号	住所
青森市	青森市民病院	030-0821	青森市勝田1-14-20
	青森県立中央病院	030-8553	青森市東造道2-1-1
弘前市	弘前大学医学部附属病院	036-8563	弘前市本町53
八戸市	青森労災病院	031-8551	八戸市白銀町南が丘1
	八戸市立市民病院	031-8555	八戸市大字田向字毘沙門平1
	八戸赤十字病院	039-1104	八戸市大字田面木字中明戸2
五所川原市	西北中央病院	037-0053	五所川原市布屋町41
十和田市	十和田市立中央病院	034-0040	十和田市西十二番町14-8
むつ市	むつ総合病院	035-8601	むつ市小川町1-2-8
南津軽郡	浪岡町立病院	038-1311	南津軽郡浪岡町大字浪岡字平野180

【岩手県】

市区町村	病院名	郵便番号	住所
盛岡市	岩手県立中央病院	020-0066	盛岡市上田1丁目4-1
	盛岡市立病院	020-0827	盛岡市本宮字小屋敷15-1
	岩手医科大学附属病院	020-8505	盛岡市内丸19-1
	盛岡赤十字病院	020-8560	盛岡市三本柳6-1-1
宮古市	県立宮古病院	027-0096	宮古市大字崎鍬ヶ崎第1-11-26
大船渡市	大船渡病院	022-8512	大船渡市大船渡町字山馬越10-1
水沢市	総合水沢病院	023-0053	水沢市大手町3-1
	県立胆沢病院	023-0864	水沢市字龍ヶ馬場61
北上市	県立北上病院	024-0063	北上市九年橋3-15-36
久慈市	岩手県立久慈病院	028-8040	久慈市旭町10-1
江刺市	県立江刺病院	023-1101	江刺市岩谷堂字室の木100
二戸郡	岩手県立一戸病院	028-5312	二戸郡一戸町一戸字砂森

【宮城県】

市区町村	病院名	郵便番号	住所
仙台市	JR仙台病院	980-8508	仙台市青葉区五橋1-1-5
	東北大学医学部付属病院	980-8574	仙台市青葉区星陵町1-1
	東北労災病院	981-8563	仙台市青葉区台原4-3-21
	東北厚生年金病院	983-8512	仙台市宮城野区福室1-12-1
	国立仙台病院	983-8520	仙台市宮城野区宮城野2-8-8
	仙台市立病院	984-8501	仙台市若林区清水小路3-1
塩竈市	坂総合病院	985-8506	宮城県塩釜市錦町16-5

【秋田県】

市区町村	病院名	郵便番号	住所
秋田市	市立秋田総合病院	010-0933	秋田市川元松丘町4-30
	秋田赤十字病院	010-1495	秋田市上北手猿田字苗代沢222-1
	秋田大学医学部附属病院	010-8543	秋田市本道1-1-1

電話番号	入院	病床数		ホームページ
01237-2-1015	—		公式	http://www.hokkaido.jrc.or.jp/l_sisetu/01_hosp/06_kuriyama.htm
01462-2-5111	○	130	公式	http://www.hokkaido.jrc.or.jp/l_sisetu/01_hosp/05_urakawa.htm
017-734-2171	—		公式	http://www.city.aomori.aomori.jp/hospital/
017-726-8111	—		公式	http://www.pref.aomori.jp/welfare/hospital
0172-33-5111	○	41	公式	http://hippo.med.hirosaki-u.ac.jp/
0178-33-1551	—		公式	http://www.aomorih.rofuku.go.jp/
0178-72-5111	○	50	公式	http://www.hospital.hachinohe.aomori.jp/
0178-27-3111	○	111	参考	http://www.meiji.ac.jp/campus/chihouku/hachinohe_h.htm
0173-35-3111	○	120	公式	http://hello.net.pref.aomori.jp/goshogawara/m&h&w/seihoku/
0176-23-5121	○	100	参考	http://www.pref.aomori.jp/welfare/iryou/kamitosan1.html
0175-22-2111	○	106	公式	http://www.hospital-mutsu.or.jp/
0172-62-3111	○	107	参考	http://www.pref.aomori.jp/welfare/iryou/tsugaru5.html
019-653-1151	—		公式	http://www.office.pref.iwate.jp/~hp9001/iphs/chuohp/index.htm
019-635-0101	○	80	公式	http://www2.city.morioka.iwate.jp/m-life/hosp/index.html
019-651-5111	○	78	公式	http://www.iwate-med.ac.jp/info/hospmed.htm
019-637-3111	—		参考	http://stream.pmet.or.jp/docs/search/html/01900.htm
0193-62-4011	—		参考	http://www.office.pref.iwate.jp/~hp9001/iphs/iph050.html
0192-26-1111	○	105	参考	http://www.office.pref.iwate.jp/~hp9001/iphs/iph020.html
0197-25-3833	○	100	参考	http://w3.med.tohoku.ac.jp/gonryo/kanren/i-mizusawa.htm
0197-24-4121	—		参考	http://www.office.pref.iwate.jp/~hp9001/iphs/iph060.html
0197-64-4351	—		参考	http://www.office.pref.iwate.jp/~hp9001/iphs/iph130.html
0194-53-6131	—		参考	http://www.pref.iwate.jp/~hp9001/iphs/iph100.html
0197-35-2181	—		参考	http://www.office.pref.iwate.jp/~hp9001/iphs/iph110.html
0195-33-3101	○	225	参考	http://www.office.pref.iwate.jp/~hp9001/iphs/iphn150.html
022-266-9671	—		参考	http://www.gonryo.med.tohoku.ac.jp/gonryo/kanren/m-jrsendai.htm
022-717-7000	○	74	公式	http://www.hosp.tohoku.ac.jp/
022-275-1111	—		公式	http://www.tohokuh.rofuku.go.jp/
022-259-1221	○	42	公式	http://www.tohoku-knhp.ne.jp/
022-293-1111	○	50	公式	http://www2.odn.ne.jp/~kokusen/
022-266-7111	○	16	公式	http://www.city.sendai.jp/byouin/soumu/hosp/
022-365-5175	—		公式	http://www.m-kousei.com/saka/
018-823-4171	○	60	公式	http://www.city.akita.akita.jp/city/ho/
018-829-5000	—		公式	http://www.akita-med.jrc.or.jp/
018-884-6122	○	36	公式	http://www.med.akita-u.ac.jp/

市区町村	病院名	郵便番号	住所
	中通総合病院	010-8577	秋田市南通みその町3-15
	秋田組合総合病院	011-0911	秋田市飯島字西袋273-1
能代市	山本組合総合病院	016-0014	能代市落合字上前田地内
横手市	平鹿総合病院	013-8610	横手市駅前町1-30
大館市	大館市立総合病院	017-0855	大館市豊町3-1
本荘市	由利組合総合病院	015-8511	本荘市川口字家後38
男鹿市	男鹿みなと市民病院	010-0511	男鹿市船川港船川海岸通1-8-6
大曲市	仙北組合総合病院	014-0027	大曲市通町1-30
鹿角市	鹿角組合総合病院	018-5201	鹿角市花輪字八正寺13
北秋田郡	北秋中央病院	018-3312	北秋田郡鷹巣町花園町10-5
	米内沢総合病院	018-4393	北秋田郡森吉町米内沢字林の腰3
仙北郡	公立角館総合病院	014-0394	仙北郡角館町岩瀬字上野18

【山形県】

市区町村	病院名	郵便番号	住所
山形市	篠田総合病院	990-0045	山形市桜町2-68
	山形県立中央病院	990-2292	山形市青柳1800
	山形市立病院済生館	990-8533	山形市七日町1-3-26
	山形大学附属病院	990-9585	山形市飯田西2-2-2
米沢市	米沢市立病院	992-8502	米沢市相生町6-36
酒田市	山形県立日本海病院	998-8501	酒田市あきほ町30
	市立酒田病院	998-8585	酒田市千石町2-3-20
東置賜郡	公立置賜総合病院	992-0601	東置賜郡西町大字西大塚2000

【福島県】

市区町村	病院名	郵便番号	住所
福島市	福島県立医科大学附属病院	960-1295	福島市光が丘1
	福島赤十字病院	960-8530	福島市入江町11-31
	済生会福島総合病院	960-8551	福島市桜木町4-15
	大原綜合病院	960-8611	福島市大町6-11
会津若松市	福島県立会津総合病院	965-8555	会津若松市城前10-75
	竹田総合病院	965-8585	会津若松市山鹿町3-27
郡山市	太田熱海病院	963-1383	郡山市熱海町熱海5-240
	太田記念病院	963-8004	郡山市中町5-25
	星総合病院	963-8501	郡山市大町2-1-16
	太田西ノ内病院	963-8558	郡山市西の内2-5-20
	寿泉堂綜合病院	963-8585	郡山市駅前1-8-16
いわき市	松村総合病院	970-8516	いわき市平字小太郎町1-1
	福島労災病院	970-8516	いわき市平字小太郎町1-1
	いわき市立常磐病院	972-8322	いわき市常磐上湯長谷町上ノ台57
	総合磐城共立病院	973-8555	いわき市内郷御厩町久世原16
白河市	新白河中央病院	961-0886	白河市白坂三輪台15
伊達郡	公立藤田総合病院	969-1793	伊達郡国見町大字塚野目字三本木14

電話番号	入院	病床数		ホームページ
018-833-1122	—		公式	http://www.meiwakai.or.jp/nakadori/
018-880-3000	—		公式	http://akikumihsp.akita.akita.jp/
0185-52-3111	○	60	公式	http://yamamoto-hosp.noshiro.akita.jp/
0182-32-5121	—		公式	http://www.rnac.ne.jp/~hrkghakt/
0186-42-5370	○	110		
0184-27-1200	○	60	公式	http://www.yuri-hospital.honjo.akita.jp/
0185-23-2221	—		公式	http://www.city.oga.akita.jp/hospital/top_page.htm
0187-63-2111	—		公式	http://www.senbokukumiai-hp.gr.jp/
0186-23-2111	○	70	公式	http://www.hspkazuno.kazuno.akita.jp/
0186-62-1455	—		公式	http://hp-hokushu.takanosu.akita.jp/
0186-72-4501	○	50		
0187-54-2111	○	100	公式	http://www.hana.or.jp/hana/kakuhsp/
023-623-1711	—		公式	http://www.shinoda-hp.or.jp/index.html
023-685-2626	—		公式	http://www.ych.pref.yamanashi.jp/
023-625-5555	—		公式	http://www.saiseikan.jp/
023-633-1122	○	40	公式	http://www.id.yamagata-u.ac.jp/MID/index.htm
0238-22-2450	○	76	公式	http://www.omn.ne.jp/~siritu/
0234-26-2001	—		公式	http://www.nihonkai.gr.jp/
0234-23-1111	—		公式	http://www.hospital.sakata.yamagata.jp/
0238-46-5000	○	20	公式	http://www.okitama-hp.or.jp/
024-548-2111	○	50	公式	http://www.fmu.ac.jp/
024-534-6101	○	60	公式	http://www.fukushima-med-jrc.jp/
024-534-5171	—		公式	http://www9.ocn.ne.jp/~saisei-f/
024-522-6151	—		公式	http://www.fmu.ac.jp/home/kanwa/hosp/ohara/index.htm
0242-27-2151	○	100	参考	http://www.pref.fukushima.jp/kenbyou/goannai/aizusougo/aizusougo.htm
0242-27-5511	○	284	公式	http://www.takeda.or.jp/
024-984-0088	—		公式	http://www.ohta-hp.or.jp/
024-925-0088	—		公式	http://www.ohta-hp.or.jp/
024-923-3711	—		公式	http://www.hoshipital.or.jp/main1.htm
024-925-1188	○	149	公式	http://www.ohta-hp.or.jp/
024-932-6363	—		公式	http://www.jusendo.or.jp/sougou/sougo_frame.html
0246-23-2161	—		参考	http://www.minyu-net.com/shinryo/iwaki.html#matumura
0246-26-1111	○	14	公式	http://www6.ocn.ne.jp/~frosai/
0246-43-4175	○	140	公式	http://www5.ocn.ne.jp/~jobanhp/
0246-26-3151	—		参考	http://www.gonryo.med.tohoku.ac.jp/gonryo/kanren/f-sogoiwakikyouritu/
0248-28-1111	—		公式	http://www.shinshirakawa-chp.or.jp/
024-585-2121	—		公式	http://www.town.kunimi.fukushima.jp/fujita/fujita.html

市区町村	病院名	郵便番号	住所
大沼郡	高田厚生病院	969-6264	大沼郡会津高田町字高田甲2981
東白川郡	塙厚生病院	963-5493	東白川郡塙町大字塙字大町1-5
双葉郡	双葉厚生病院	979-1472	双葉郡双葉町大字新山字久保前100

【茨城県】

市区町村	病院名	郵便番号	住所
水戸市	国立水戸病院	310-0035	水戸市東原3-2-1
土浦市	国立霞ヶ浦病院	300-8585	土浦市下高津2-7-14
牛久市	つくばセントラル病院	300-1211	牛久市柏田町1589-3
	牛久愛和総合病院	300-1296	牛久市猪子町896
つくば市	筑波記念病院	300-2622	つくば市要1187-299
	筑波大学附属病院	305-8576	つくば市天久保2-1-1
西茨城郡	茨城県立中央病院	309-1793	西茨城郡友部町鯉淵6528
稲敷郡	茨城県立医療大学付属病院	300-0331	稲敷郡阿見町阿見4733
	東京医科大学霞ヶ浦病院	300-0395	稲敷郡阿見町中央3-20-1
北相馬郡	総合守谷第一病院	302-0102	北相馬郡守谷町1-17

【栃木県】

市区町村	病院名	郵便番号	住所
宇都宮市	国立栃木病院	320-8580	宇都宮市中戸祭1-10-37
	済生会宇都宮病院	321-0974	宇都宮市竹林町911-1
足利市	足利赤十字病院	326-0808	足利市本城3-2100
栃木市	下都賀総合病院	328-8505	栃木市富士見町5-32
佐野市	佐野厚生総合病院	327-8511	佐野市堀米町1555
鹿沼市	上都賀総合病院	322-8550	鹿沼市下田町1-1033
河内郡	自治医科大学附属病院	329-0498	河内郡南河内町薬師寺3311-3
下都賀郡	独協医科大学病院	321-0293	下都賀郡壬生町北小林880

【群馬県】

市区町村	病院名	郵便番号	住所
前橋市	前橋赤十字病院	371-0014	前橋市朝日町3-21-36
	群馬中央総合病院	371-0025	前橋市紅雲町1-7-13
	群馬大学付属病院	371-8511	前橋市昭和町3-39-15
高崎市	国立高崎病院	370-0829	高崎市高松町36
桐生市	桐生厚生総合病院	376-0024	桐生市織姫町6-3
伊勢崎市	伊勢崎市民病院	372-0812	伊勢崎市連取町1180
沼田市	利根中央病院	378-0053	沼田市東原新町1855-1
館林市	館林厚生病院	374-8533	館林市成島町262-1
藤岡市	公立藤岡総合病院	375-8503	藤岡市藤岡942-1
富岡市	公立富岡総合病院	370-2393	富岡市富岡2073-1
群馬郡	榛名荘病院	370-3347	群馬郡榛名町中室田5989

【埼玉県】

市区町村	病院名	郵便番号	住所
川越市	埼玉医科大学総合医療センター	350-8550	川越市鴨田辻道町1981
川口市	済生会川口総合病院	332-8558	川口市西川口5-12-1

電話番号	入院	病床数		ホームページ
0242-54-2211	○	142		
0247-43-1145	○	124	参考	http://www.minyu-net.com/shinryo/cyunan.html#hanawa
0240-33-2151	○	145	参考	http://www.minyu-net.com/shinryo/iwaki.html#futaba
0292-31-5211	—		公式	http://www.hosp.go.jp/~mitohosp/
0298-22-5050	○	17	公式	http://www.hosp.go.jp/~kasumi/
0298-72-1771	—		公式	http://www.central.or.jp/
0298-73-3111	—		公式	http://www.jojinkai.com/MENU/INDEX2.HTM
0298-64-1212	—		公式	http://www.tsukuba-kinen.or.jp/
0298-53-3900	○	41	公式	http://www.hosp.tsukuba.ac.jp/
0296-77-1121	—		公式	http://www.ncc.go.jp/ibaraki/
0298-88-9200	—		公式	http://www.hosp.ipu.ac.jp/
0298-87-1161	○	32	公式	http://www.tokyo-med.ac.jp/kasumi/
0297-45-5111	—		公式	http://www.ias.biglobe.ne.jp/moriya/
0286-22-5241	—		公式	http://www.hosp.go.jp/~tochigi/
028-626-5500	—		公式	http://www.saimiya.com/
0284-21-0121	○	50	公式	http://www.ashikaga.jrc.or.jp/
0282-22-2551	○	154	公式	http://www08.u-page.so-net.ne.jp/db3/mmc/
0283-22-5222	○	105	公式	http://www2.ocn.ne.jp/~jasanohp/
0289-64-2161	○	150	公式	http://www.kamituga-hp.or.jp/
0285-44-2111	○	41	公式	http://www.jichi.ac.jp/hospital/top/index.html
0282-86-1111	○	42	公式	http://www.dokkyomed.ac.jp/hosp-m/
027-224-4585	—		公式	http://www.pmet.or.jp/~mrchp/
027-221-8165	—		公式	http://www.pmet.or.jp/~gunb/
027-220-7111	○	40	公式	http://www.med.gunma-u.ac.jp/hospital/index.html
027-322-5901	—		公式	http://www.hosp.go.jp/~takasaki/
0277-44-7171	—		公式	http://www.kosei-hospital.kiryu.gunma.jp/
0270-25-5022	—		公式	http://www.hospital.isesaki.gunma.jp/
0278-22-4321	○	48	公式	http://www.tonehoken.or.jp/hosp_index.htm
0276-72-3140	—		公式	http://www.tatebayashikoseibyoin.jp/
0274-22-3311	—		公式	http://www.fujioka-hosp.or.jp/
0274-63-2111	—		公式	http://www7.wind.ne.jp/tomihp/
027-374-1135	—		公式	http://www1.neweb.ne.jp/wa/haruna/frames/harunaso.htm
049-228-3400	—		公式	http://www.saitama-med.ac.jp/kawagoe/
048-253-1551	—		公式	http://www.saiseikai.gr.jp/

市区町村	病院名	郵便番号	住所
所沢市	埼玉協同病院	333-0831	川口市木曽呂1317
	川口市立医療センター	333-0833	川口市西新井宿180
	防衛医科大学校病院	359-8513	所沢市並木3-2
	国立身体障害者リハビリテーションセンター病院	359-8555	所沢市並木4-1
岩槻市	丸山記念総合病院	339-8521	岩槻市本町2-10-5
春日部市	春日部市立病院	344-8588	春日部市中央7-2-7
深谷市	深谷赤十字病院	366-0052	深谷市上柴町西5-8-1
戸田市	戸田中央総合病院	335-0023	戸田市本町1-19-3
和光市	国立埼玉病院	351-0102	和光市諏訪2-1
さいたま市	ヘブロン会大宮中央総合病院	330-8621	さいたま市東大成町1-227
	埼玉社会保険病院	336-0002	さいたま市北浦和4-9-3
	大宮赤十字病院	338-8553	さいたま市上落合8-3-33
入間郡	埼玉医科大学附属病院	350-0495	入間郡毛呂山町毛呂本郷38
比企郡	小川赤十字病院	355-0397	比企郡小川町小川1525

【千葉県】

市区町村	病院名	郵便番号	住所
千葉市	国立千葉病院	260-8606	千葉市中央区椿森4-1-2
	千葉大学医学部附属病院	260-8677	千葉市中央区亥鼻1-8-1
	山王病院	263-0002	千葉市稲毛区山王町166-2
銚子市	銚子市立総合病院	288-0031	銚子市前宿町597
市川市	東京歯科大学市川総合病院	272-8513	市川市菅野5-11-13
	国立精神・神経センター国府台病院	272-8516	市川市国府台1-7-1
船橋市	船橋市立医療センター	273-0853	船橋市金杉1-21-1
	船橋二和病院	274-8506	船橋市二和東5-1-1
木更津市	君津中央病院	292-8535	木更津市桜井1010
松戸市	国保松戸市立病院	271-8511	松戸市上本郷4005
	松戸市立福祉医療センター東松戸病院	270-2222	松戸市高塚新田123-13
成田市	成田赤十字病院	286-0041	成田市飯田町90-1
佐倉市	東邦大学医学部附属佐倉病院	285-8741	佐倉市下志津564-1
旭市	国保旭中央病院	289-2511	旭市イの1326
柏市	東京慈恵会医科大学付属柏病院	277-8567	柏市柏下163-1
	国立がんセンター東病院	277-8577	柏市柏の葉6-5-1
市原市	千葉労災病院	290-0003	市原市辰巳台東2-16
	帝京大学医学部附属市原病院	299-0111	市原市姉崎3426-3
鴨川市	亀田総合病院	296-8602	鴨川市東町929
浦安市	浦安市川市民病院	279-0001	浦安市当代島3-4-32
	順天堂浦安病院	279-0021	浦安市冨岡2-1-1
印旛郡	日本医科大学附属千葉北総病院	270-1694	印旛郡印旛村鎌苅1715

【東京都】

市区町村	病院名	郵便番号	住所
千代田区	駿河台日本大学病院	101-8309	千代田区神田駿河台1-8-13

電話番号	入院	病床数		ホームページ
048-296-4771	—		公式	http://www.mcp-saitama.or.jp/s-kyoudou-hp/
048-287-2525	—		公式	http://www.sainet.or.jp/~kmmc7/kmcS.htm
042-995-1511	○	26	公式	http://www.ndmc.ac.jp/hospital/top_h.html
042-995-3100	—		公式	http://www.rehab.go.jp/index.html
048-757-3511	—		公式	http://www.maruyama-hp.or.jp/
048-735-1261	—			
0485-71-1511	—			
048-442-1111	—		公式	http://www.chuobyoin.or.jp/
048-462-1101	—		公式	http://www.hosp.go.jp/~saitamhp/welcome.htm
048-663-2501	—			
048-832-4951	—		公式	http://www.zensharen.or.jp/saib/public_html/home.htm
048-852-1111	—		公式	http://www.omiya.jrc.or.jp/
049-276-1111	○	237	公式	http://www.saitama-med.ac.jp/hospital/index.html
0493-72-2333	○	92	公式	http://www3.ocn.ne.jp/~ogawarch/
043-251-5311	○	33	公式	http://www.hosp.go.jp/~chiba
043-222-7171	○	60	公式	http://www.ho.chiba-u.ac.jp/cuhhp.html
043-421-2221	—		公式	http://www.sannou.or.jp/
0479-22-8010	○	150	公式	http://www.city.choshi.chiba.jp/hospital/
0473-22-0151	—		公式	http://www.tdc.ac.jp/hospital/igh/
0473-72-3501	○	350	公式	http://www.ncnp.go.jp/hospital/kohnodai.html
047-438-3321	—		公式	http://www.mmc.funabashi.chiba.jp/
047-448-7111	—		公式	http://www.min-iren-c.or.jp/futawa/
0438-36-1071	—		公式	http://www.hospital.kisarazu.chiba.jp/
047-363-2171	—		公式	http://www.intership.ne.jp/~matuhosp/
047-391-5500	—		参考	http://www.intership.ne.jp/~mcity/matsudo/life/ken_iryo/k7.htm
0476-22-2311	○	50	参考	http://www.chiba.jrc.or.jp/iryou/narita/narita.html
043-462-8811	—		公式	http://www.sakura.med.toho-u.ac.jp/
0479-63-8111	○	250	公式	http://www.hospital.asahi.chiba.jp/
0471-64-1111	—		公式	http://www.jikei.ac.jp/hospital/kashiwa/index.html
0471-33-1111	—		公式	http://www.ncc.go.jp/jp/ncce/index.html
0436-74-1111	—		公式	http://www.chibah.rofuku.go.jp/
0436-62-1211	○	33	公式	http://www.med.teikyo-u.ac.jp/~ichihara/
0470-92-2211	—		公式	http://www.kameda.or.jp/kamedamc/
047-351-3101	—		参考	http://www.city.ichikawa.chiba.jp/medical/hospital/000hos0000-00.htm
047-353-3111	—		公式	http://www.juntendo.ac.jp/urayasu/index.html
0476-99-1111	—		公式	http://www.hokuso.nms.ac.jp/
03-3293-1711	—		公式	http://www.nichidaibyouin.org/index.htm

市区町村	病院名	郵便番号	住所
	三楽病院	101-8326	千代田区神田駿河台2-5
	三井記念病院	101-8643	千代田区神田和泉町1
	九段坂病院	102-0074	千代田区九段南2-1-39
	東京警察病院	102-8161	千代田区富士見2-10-41
	東京逓信病院	102-8798	千代田区富士見2-14-23
中央区	国立がんセンター中央病院	104-0045	中央区築地5-1-1
	聖路加国際病院	104-8560	中央区明石町9-1
港区	虎の門病院	105-8470	港区虎ノ門2-2-2
	東京慈恵会医科大学附属病院	105-8471	港区西新橋3-19-18
	東京都済生会中央病院	108-0073	港区三田1-4-17
新宿区	東京医科大学病院	160-0023	新宿区西新宿6-7-1
	東京都立大久保病院	160-8488	新宿区歌舞伎町2-44-1
	慶応義塾大学病院	160-8582	新宿区信濃町35
	聖母会聖母病院	161-8521	新宿区中落合2-5-1
	東京厚生年金病院	162-8543	新宿区津久戸町5-1
	国立国際医療センター	162-8655	新宿区戸山1-21-1
	東京女子医科大学病院	162-8666	新宿区河田町8-1
文京区	順天堂大学医学部附属順天堂医院	113-8431	文京区本郷3-1-3
	東京医科歯科大学医学部附属病院	113-8519	文京区湯島1-5-45
	日本医科大学附属病院	113-8603	文京区千駄木1-1-5
	東京大学医学部附属病院	113-8655	文京区本郷7-3-1
	都立駒込病院	113-8677	文京区本駒込3-18-22
墨田区	東京都立墨東病院	130-8575	墨田区江東橋4-23-15
	同愛記念病院	130-8587	墨田区横網2-1-11
品川区	東芝病院	140-8522	品川区東大井6-3-22
	NTT東日本関東病院	141-0022	品川区東五反田5-9-22
	昭和大学附属東病院	142-0054	品川区西中延2-14-19
目黒区	国立病院東京医療センター	152-8902	目黒区東が丘2-5-1
	東邦大学大橋病院	153-8515	目黒区大橋2-17-6
	厚生中央病院	153-8581	目黒区三田1-11-7
	東京共済病院	153-8934	目黒区中目黒2-3-8
大田区	東京労災病院	143-0013	大田区大森南4-13-21
	牧田総合病院	143-8505	大田区大森北1-34-6
	東邦大学付属大森病院	143-8541	大田区大森西6-11-1
	東京都立荏原病院	145-0065	大田区東雪谷4-5-10
世田谷区	自衛隊中央病院	154-8532	世田谷区池尻1-2-24
	東京都立松沢病院	156-0057	世田谷区上北沢2-1-1
	関東中央病院	158-8531	世田谷区上用賀6-25-1
渋谷区	東京都職員共済組合青山病院	150-0001	渋谷区神宮前5-53-3
	東京都立広尾病院	150-0013	渋谷区恵比寿2-34-10
	日本赤十字社医療センター	150-8935	渋谷区広尾4-1-22

電話番号	入院	病床数		ホームページ
03-3292-3981	○	27	公式	http://www.sanraku.or.jp/
03-3862-9111	—		公式	http://www.mitsuihosp.or.jp/
03-3262-9191	—		公式	http://www.kudanzakahsp.chiyoda.tokyo.jp/
03-3263-1371	—		公式	http://www.keisatsubyoin.or.jp/
03-5214-7111	○	27		http://www.tpth.go.jp/index.htm
03-3542-2511	—		公式	http://wwwinfo.ncc.go.jp/jp/about/index.html
03-3541-5151	—		公式	http://www.luke.or.jp/
03-3588-1111	—		公式	http://www.toranomon.gr.jp/
03-3433-1111	○	48	公式	http://www.jikei.ac.jp/
03-3451-8211	—		公式	http://www.saichu.jp/
03-3342-6111	○	33	公式	http://www.tokyo-med.ac.jp/hospinfo/
03-5273-7711	—		公式	http://www.ohkubo-hp.metro.tokyo.jp/
03-3353-1211	○	31	公式	http://www.hosp.med.keio.ac.jp/
03-3951-1111	—		公式	http://www.seibokai.or.jp/
03-3269-8111	○	29	公式	http://www.tkn-hosp.gr.jp/
03-3202-7181	○	40	公式	http://www.imcj.go.jp/imcjhome.htm
03-3353-8111	○	117	公式	http://www.twmu.ac.jp/index.html
03-3813-3111	○	15	公式	http://www.tokeidai.co.jp/juntendo/
03-3813-6111	○	41	公式	http://cmi12.med.tmd.ac.jp/
03-3822-2131	○	32	公式	http://www.nms.ac.jp/PR/hp/hpcon/fuzokuhp/hp-05f.html
03-3815-5411	○	43	公式	http://www.h.u-tokyo.ac.jp/index.html
03-3823-2101	—		公式	http://www.komagome-hospital.bunkyo.tokyo.jp/
03-3633-6151	○	36	公式	http://www.bokutoh-hp.metro.tokyo.jp/
03-3625-6381	—		公式	http://www.alpha-net.ne.jp/users2/doaihp/
03-3764-0511	—		公式	http://www.toshiba.co.jp/hospital/index_j.htm
03-3448-6111	○	50	公式	http://www.ntt-east.co.jp/kmc/
03-3784-8000	○	50	公式	http://www.showa-u.ac.jp/hospital/hatanodai/mokuji_e.html
03-3411-0111	○	50	公式	http://www.hosp.go.jp/~ntmc/
03-3468-1251	—		公式	http://www.ohashi.med.toho-u.ac.jp/
03-3713-2141	—		公式	http://home.catv.ne.jp/dd/kochuhp1/
03-3712-3151	—		公式	http://www.tkh.meguro.tokyo.jp/
03-3742-7301	—		公式	http://www.tokyoh.rofuku.go.jp/
03-3762-4671	—		公式	http://www.makita-hosp.or.jp/index.html
03-3762-4151	○	52	公式	http://www.toho-omori.gr.jp/
03-5734-8000	○	30	公式	http://www.ebara-hp.ota.tokyo.jp/
03-3411-0151	○	39		
03-3303-7211	○	1368	公式	http://www.matsuzawa-hp.metro.tokyo.jp/
03-3429-1171	○	50	公式	http://www1.ocn.ne.jp/~kch/
03-3400-7211	—		参考	http://www.kyosai.metro.tokyo.jp/kyosai/metrocoop.nsf
03-3444-1181	○	28	参考	http://stream.pmet.or.jp/docs/search/html/10400.htm
03-3400-1311	—		公式	http://www2.med.jrc.or.jp/index.html

市区町村	病院名	郵便番号	住所
	代々木病院	151-0051	渋谷区千駄ヶ谷1-30-7
	JR東京総合病院	151-8528	渋谷区代々木2-1-3
中野区	中野総合病院	164-8607	中野区中央4-59-16
	佼成病院	164-8617	中野区弥生町5-25-15
杉並区	河北総合病院	166-8588	杉並区阿佐ヶ谷北1-7-3
豊島区	東京都立大塚病院	170-8476	豊島区南大塚2-8-1
荒川区	東京女子医科大学附属第二病院	116-8567	荒川区西尾久2-1-10
板橋区	東京都立豊島病院	173-0015	板橋区栄町33-1
	東京都老人医療センター	173-0015	板橋区栄町35-2
	帝京大学医学部附属病院	173-8606	板橋区加賀2-11-1
	日本大学医学部附属板橋病院	173-8610	板橋区大谷口上町30-1
練馬区	日本大学医学部付属練馬光が丘病院	173-8610	練馬区光が丘2-11-1
足立区	博慈会記念総合病院	123-0864	足立区鹿浜5-11-1
葛飾区	東京慈恵会医科大学附属青戸病院	125-8506	葛飾区青戸6-41-2
江戸川区	東京臨海病院	134-0086	江戸川区臨海町1-4-2
八王子市	東海大学八王子病院	192-0032	八王子市石川町1838
	八王子医療刑務所病院	192-0904	八王子市子安町3-26-1
立川市	国家公務員共済組合連合会立川病院	190-8531	立川市錦町4-2-22
	健生会立川相互病院	190-8578	立川市錦町1-16-15
武蔵野市	武蔵野赤十字病院	180-8610	武蔵野市境南1-26-1
三鷹市	杏林大学医学部附属病院	181-8611	三鷹市新川6-20-2
青梅市	青梅市立総合病院	198-0042	青梅市東青梅4-16-5
府中市	東京都立府中病院	183-8524	府中市武蔵台2-9-2
町田市	町田市民病院	194-0023	町田市旭町2-15-41
小金井市	総合病院桜町病院	184-8511	小金井市桜町1-2-20
小平市	公立昭和病院	187-8510	小平市天神町2-450
	国立精神・神経センター武蔵病院	187-8551	小平市小川東町4-1-1
東村山市	東京都多摩老人医療センター	189-8511	東村山市青葉町1-7-1
狛江市	東京慈恵会医科大学附属第三病院	201-8601	狛江市和泉本町4-11-1
多摩市	多摩南部地域病院	206-0036	多摩市中沢2-1-2
	日本医科大学付属多摩永山病院	206-8512	多摩市永山1-7-1
稲城市	稲城市立病院	206-0801	稲城市大丸1171

【神奈川県】

市区町村	病院名	郵便番号	住所
横浜市	汐田総合病院	230-0001	横浜市鶴見区矢向1-6-20
	済生会神奈川県病院	221-8601	横浜市神奈川区富家町6-6
	けいゆう病院	220-8521	横浜市西区みなとみらい3-7-3
	横浜市立大学医学部附属市民総合医療センター	232-0024	横浜市南区浦舟町4-57
	神奈川県立こども医療センター	232-8555	横浜市南区六ツ川2-138-4
	横浜市立市民病院	240-8555	横浜市保土ヶ谷区岡沢町56

リスト②：総合病院精神科・神経科　一覧

電話番号	入院	病床数		ホームページ
03-3404-7661	—		参考	http://www.tokyo-kinikai.com/02_jigyousyo/j01_yoyogio_b.html
03-3320-2200	○	27	公式	http://www.jrtokyohosp.gr.jp/
03-3382-1231	—		公式	http://www.nakanosogo.or.jp/
03-3383-1281	—		公式	http://www.kosei-hp.or.jp/
03-3339-2121	—		公式	http://www.kawakita.or.jp/hsp/index.html
03-3941-3211	—		公式	http://www.byouin.metro.tokyo.jp/ohtsuka/index.html
03-3810-1111	—		公式	http://www.twmu.ac.jp/DNH/
03-5375-1234	○	30	公式	http://www.toshima-hp.metro.tokyo.jp/
03-3964-1141	○	44	公式	http://www.tmgh.metro.tokyo.jp/
03-3964-1211	○	47	公式	http://www.med.teikyo-u.ac.jp/~hospital/
03-3972-8111	○	43	公式	http://www.med.nihon-u.ac.jp/hospital/itabashi/
03-3979-3611	—		公式	http://www.nichidaibyouin.org/hikari/
03-3899-1311	—		公式	http://www.hakujikai.or.jp/
03-3603-2111	—		公式	http://www.jikei.ac.jp/hospital/aoto/index.html
03-5667-8811	—		公式	http://homepage2.nifty.com/tokyo-rinkai/
0426-39-1111	—		公式	http://www.hachioji-hosp.tokai.ac.jp/
0426-22-6188	○	134		
042-523-3131	○	63	公式	http://www.tachikawa-hosp.gr.jp/
042-525-2585	—		公式	http://www.tachisou.or.jp/
0422-32-3111	—		公式	http://www.musashino.jrc.or.jp/
0422-47-5511	○	45	公式	http://www.kyorin-u.ac.jp/hospital/
0428-22-3191	○	52	公式	http://www.mghp.ome.tokyo.jp/
042-323-5111	○	35	公式	http://www.fuchu-hp.fuchu.tokyo.jp/
042-722-2230	○	26	参考	http://www.city.machida.tokyo.jp/kurashi/guide/iryo/shimin01.html
042-383-4111	○	32	公式	http://www.sakuramachi-hp.or.jp/
0424-61-0052	—		公式	http://www.kouritu-showa.jp/
042-341-2711	○	750	公式	http://www.ncnp.go.jp/hospital/index.html
042-396-3811	○	42	公式	http://www.tmtgh.metro.tokyo.jp/
03-3480-1151	—		公式	http://www.jikei.ac.jp/hospital/daisan/index.html
042-338-5111	—		公式	http://www.tamanan-hp.com/
042-371-2111	—		公式	http://www.nms.ac.jp/PR/hp/hpcon/tamahp/hp-07f.html
042-377-0931	—		公式	http://www.hospital.inagi.tokyo.jp/

045-574-1011	—		公式	http://www.yha.carenet.ne.jp/yokohama/000001/index.htm
045-432-1111	—		公式	http://www.kanagawa.saiseikai.or.jp/
045-221-8181	—		公式	http://www.keiyu-hospital.com/
045-261-5656	○	50	公式	http://www.urahp.yokohama-cu.ac.jp/
045-711-2351	○	40	公式	http://www.pref.kanagawa.jp/osirase/byouin/kodomo/
045-331-1961	—		公式	http://www.city.yokohama.jp/me/eisei/s-byouin/index.html

市区町村	病院名	郵便番号	住所
	横浜船員保険病院	240-0066	横浜市保土ヶ谷区釜台町43-1
	横浜市立大学医学部附属病院	236-0004	横浜市金沢区福浦3-9
	横浜南共済病院	236-0037	横浜市金沢区六浦東1-21-1
	横浜労災病院	222-0036	横浜市港北区小机町3211
	日立製作所戸塚総合病院	244-0003	横浜市戸塚区戸塚町550
	西横浜国際総合病院	245-8560	横浜市戸塚区汲沢町56
	国立横浜病院	245-8575	横浜市戸塚区原宿3-60-2
	済生会横浜市南部病院	234-8503	横浜市港南区港南台3-2-10
	聖マリアンナ医科大学横浜市西部病院	241-0811	横浜市旭区矢指町1197-1
	神奈川県立がんセンター	241-0815	横浜市旭区中尾1-1-2
	横浜栄共済病院	247-8581	横浜市栄区桂町132
	昭和大学藤が丘病院	227-8501	横浜市青葉区藤が丘1-30
川崎市	川崎市立川崎病院	210-0013	川崎市川崎区新川通12-1
	日本鋼管病院	210-0852	川崎市川崎区鋼管通1-2-1
	川崎市立井田病院	211-0035	川崎市中原区井田2-27-2
	聖マリアンナ医科大学東横病院	211-0063	川崎市中原区小杉町3-435
	関東労災病院	211-8510	川崎市中原区木月住吉町2035
	帝京大学附属溝口病院	213-8507	川崎市高津区溝口3-8-3
	聖マリアンナ医科大学病院	216-8511	川崎市宮前区菅生2-16-1
横須賀市	湘南病院	237-0067	横須賀市鹿取町1-12
	横須賀共済病院	238-8558	横須賀市米が浜通1-16
	衣笠病院	238-8588	横須賀市小矢部2-23-1
	横須賀市立市民病院	240-0195	横須賀市長坂1-3-2
平塚市	平塚市民病院	254-0065	平塚市南原1-19-1
藤沢市	藤沢市民病院	251-0052	藤沢市藤沢2-6-1
小田原市	小田原市立病院	250-8558	小田原市久野46
相模原市	北里大学東病院	228-8520	相模原市麻溝台2-1-1
	国立相模原病院	228-8522	相模原市桜台18-1
	北里大学病院	228-8555	相模原市北里1-15-1
	社会保険相模野病院	229-0006	相模原市渕野辺1-2-30
	相模原協同病院	229-1188	相模原市橋本2-8-18
厚木市	神奈川リハビリテーション病院	243-0121	厚木市七沢516
	神奈川県立厚木病院	243-8588	厚木市水引1丁目16-36
大和市	大和市立病院	242-0018	大和市深見西8-3-6
伊勢原市	伊勢原協同病院	259-1132	伊勢原市桜台2-17-1
	東海大学医学部附属病院	259-1193	伊勢原市望星台
海老名市	海老名総合病院	243-0433	海老名市河原口1320
中郡	東海大学医学部付属大磯病院	259-0198	中郡大磯町月京21-1
足柄上郡	神奈川県立足柄上病院	258-0003	足柄上郡松田町松田惣領886

電話番号	入院	病床数		ホームページ
045-331-1251	—		公式	http://www.sempos.or.jp/Yokohama/toppage.htm
045-787-2800	○	30	公式	http://www-user.yokohama-cu.ac.jp/~fukuura/
045-782-2101	○	64	公式	http://www.minamikyousai.jp/
045-470-6185	—		公式	http://www.yokohamah.rofuku.go.jp/
045-860-1777	—		公式	http://www.yha.carenet.ne.jp/yokohama/hitachitotsuka-hp/
045-871-8855	—		公式	http://www.nishiyokohama.or.jp/index.html
045-851-2621	○	52	公式	http://www.hosp.go.jp/~yokoham/
045-832-1111	—		公式	http://www.nanbu.saiseikai.or.jp/
045-366-1111	—		公式	http://www.marianna-u.ac.jp/seibu/
045-391-5761	—		公式	http://www.pref.kanagawa.jp/osirase/byouin/gan/index.htm
045-891-2171	—		公式	http://www.yokohamasakae.jp/
045-971-1151	—		公式	http://www.showa-university-fujigaoka.gr.jp/
044-233-5521	○	38	公式	http://www.city.kawasaki.jp/35/35kawsyo/home/home.htm
044-333-5591	—		公式	http://www.nkk-hospital.com/
044-766-2188	—		公式	http://www.city.kawasaki.jp/35/35idasyo/home/u-sise10.htm
044-722-2121	—		公式	http://www.marianna-u.ac.jp/toyoko/
044-411-3131	—		公式	http://www.kantoh.rofuku.go.jp/
044-844-3333	—		公式	http://www.teikyo-u.ac.jp/sougo/hospital/hospmizo.htm
044-977-8111	○	52	公式	http://www.marianna-u.ac.jp/hospital/
0468-65-4105	○	143	公式	http://plaza9.mbn.or.jp/~shonanhp/
0468-22-2710	○	40	公式	http://www.ykh.gr.jp/
0468-52-1182	—		公式	http://www.kinugasa.or.jp/
0468-56-3136	—		公式	http://www.city.yokosuka.kanagawa.jp/byouin/index.html
0463-32-0015	—		公式	http://www.city.hiratsuka.kanagawa.jp/hospital/index.htm
0466-25-3111			参考	http://www.city.fujisawa.kanagawa.jp/public/detail/kenkou/207.html
0465-34-3175	—		公式	http://www.city.odawara.kanagawa.jp/hospital/
042-748-9111	○	129	公式	http://www.ehp.kitasato-u.ac.jp/ehp/index.html
0427-42-8311	○	41	公式	http://www.hosp.go.jp/~sagami/aisatsu.htm
0427-78-8111	—		公式	http://www.khp.kitasato-u.ac.jp/
042-752-2025	—		公式	http://www.zensharen.or.jp/sgmb/public_html/home.htm
042-772-4291	—		公式	http://www.sagamiharahp.com/default.html
046-249-2503	—		公式	http://www.kanagawa-rehab.or.jp/kanariha-hp/
046-221-1570	—		公式	http://www.pref.kanagawa.jp/osirase/byouin/atugi/
046-260-0111	—		公式	http://www.city.yamato.kanagawa.jp/b-soumu/top.htm
0463-94-2111	—		公式	http://www.iseharahp.com/default.htm
0463-93-1121	○	37	公式	http://hospsvr.med.u-tokai.ac.jp/top/
0462-33-1311	—		公式	http://www.ebina.jin-ai.or.jp/sogo/sogo_index.html
0463-72-3211	—			
0465-83-0351	—		公式	http://www.pref.kanagawa.jp/osirase/byouin/asigarakami/index.htm

市区町村	病院名	郵便番号	住所
【山梨県】			
甲府市	山梨県立中央病院	400-0027	甲府市富士見1-1-1
	市立甲府病院	400-0832	甲府市増坪町366
	国立甲府病院精神科	400-8533	甲府市天神町11-35
富士吉田市	富士吉田市立病院	401-0013	富士吉田市緑が丘2-8-1
山梨市	加納岩総合病院	405-0018	山梨市上神内川1309
	山梨厚生病院	405-0033	山梨市落合860
中巨摩郡	山梨医科大学医学部附属病院	409-3898	中巨摩郡玉穂町下河東1110
【新潟県】			
新潟市	済生会新潟第二病院	950-1104	新潟市寺地280-7
	新潟市民病院	950-8739	新潟市紫竹山2-6-1
	新潟大学医学部付属病院	951-8520	新潟市旭町通1-754
長岡市	長岡赤十字病院	940-2085	長岡市寺島町297-1
柏崎市	刈羽郡総合病院	945-8535	柏崎市北半田2-11-3
新発田市	県立新発田病院	957-8588	新発田市大手町4-5-48
上越市	新潟労災病院	942-8502	上越市東雲町1-7-12
	新潟県立中央病院	943-0192	上越市新南町205
北魚沼郡	県立小出病院	946-0001	北魚沼郡小出町大字日渡新田34
南魚沼郡	ゆきぐに大和総合病院	949-7302	南魚沼郡大和町大字浦佐4115
佐渡郡	佐渡総合病院	952-1209	佐渡郡金井町大字千種113-1
【長野県】			
長野市	長野赤十字病院	380-8582	長野市若里5-22-1
	長野松代総合病院	381-1231	長野市松代町松代183
	篠ノ井総合病院	388-8004	長野市篠ノ井会666-1
松本市	信州大学医学部附属病院	390-8621	松本市旭3-1-1
上田市	国立長野病院	386-8610	上田市緑が丘1-27-21
岡谷市	市立岡谷病院	394-8512	岡谷市本町4-11-33
諏訪市	諏訪赤十字病院	392-8510	諏訪市湖岸通り5-11-50
須坂市	長野県立須坂病院	382-0091	須坂市大字須坂1332
小諸市	小諸厚生総合病院	384-0301	小諸市与良町3-2-31
中野市	北信総合病院	383-8505	中野市西1丁目5-63
飯山市	飯山赤十字病院	389-2295	飯山市大字飯山226-1
茅野市	諏訪中央病院	391-8503	茅野市玉川4300
佐久市	浅間総合病院	385-8558	佐久市大字岩村田1862-1
南佐久郡	佐久総合病院	384-0301	南佐久郡臼田町臼田197
小県郡	丸子中央総合病院	386-0493	小県郡丸子町大字上丸子335-5
諏訪郡	富士見高原病院	399-0214	諏訪郡富士見町落合11100
下伊那郡	長野県立阿南病院	399-1501	下伊那郡阿南町北条2009-1
北安曇郡	安曇総合病院	399-8695	北安曇郡池田町大字池田3207-1

電話番号	入院	病床数		ホームページ
055-253-7111	—		公式	http://www.ych.pref.yamanashi.jp/
055-244-1111	—		公式	http://www.city.kofu.yamanashi.jp/hospital/
055-253-6131	—		公式	http://www.hosp.go.jp/~kofu/
0555-22-4111	—		参考	http://www.mfi.or.jp/fyma/cln/fsb.html
0553-22-2511	—		公式	http://www.yin.or.jp/user/yha/hp5/hp5.htm
0553-23-1311	○	259	公式	http://www.ne.jp/asahi/rh/home/kosei/index2.htm
055-273-1111	○	20	公式	http://www.yamanashi-med.ac.jp/hospital/home.html
025-233-6161	—		公式	http://www.ngt.saiseikai.or.jp/index.htm
025-241-5151	—		公式	http://www.city.niigata.niigata.jp/info/hospital/Default.htm
025-223-6161	○	64	公式	http://www.nuh.niigata-u.ac.jp/
0258-28-3600	—		公式	http://www.nagaoka.jrc.or.jp/
0257-23-2165	○	65	参考	http://www.niigata-kouseiren.jp/hospital/kariwa/main.html
0254-22-3121	○	50	公式	http://www.sbt.lamen.or.jp/
0255-43-3123	—		公式	http://www.niigata-inet.or.jp/nrousai/
0255-22-7711	—		公式	http://www.cent-hosp.pref.niigata.jp/
02579-2-2111	○	130	参考	http://www.pref.niigata.jp/sec27/ja/koidehtm.htm
0257-77-2111	—		参考	http://www.tiara.ne.jp/~yukiguni/hom1.htm#BYOIN
0259-63-3121	○	167	参考	http://www.niigata-kouseiren.jp/hospital/sado/index.html
026-226-4131	○	60	公式	http://www.nagano-med.jrc.or.jp/
026-278-2031	—		公式	http://www.nagano-matsushiro.or.jp/
026-292-2261	—		公式	http://www.janis.or.jp/users/shinonoi-ghp/
0263-35-4600	○	40	公式	http://www.md.shinshu-u.ac.jp/index-j.html
0268-22-1890	—		公式	http://www.hosp.go.jp/~nagano/
0266-23-8000	—		公式	http://www.okaya-hosp.jp/
0266-52-6111	○	50	公式	http://www.suwa.jrc.or.jp/index.htm
026-245-1650	—		参考	http://www.meiji.ac.jp/campus/chihouku/suzaka_h.htm
0267-22-1070	—		公式	http://www.janis.or.jp/kenren/kouseiren/komoro/index.html
0269-22-2151	○	193	公式	http://www.hokushin-hosp.jp/
0269-62-4195	—		公式	http://www.iiyama.jrc.or.jp/index.html
0266-72-1000	—		公式	http://www.suwachuo.jp/index.html
0267-67-2295	—		公式	http://www.avis.ne.jp/~asamaghp/
0267-82-3131	○	112	公式	http://www.valley.ne.jp/~sakuchp/
0268-42-1111	—		公式	http://maruyamakai.ailesys.co.jp/
0266-62-3030	—		公式	http://www.lcv.ne.jp/~kougen/
0260-22-2121	○	46	公式	http://www.pref.nagano.jp/xeisei/ananhosp/top.htm
0261-62-3166	○	100	公式	http://www.janis.or.jp/users/azumi-hp/

市区町村	病院名	郵便番号	住所
【富山県】			
富山市	富山医科薬科大学附属病院	930-0194	富山市杉谷2630
	富山赤十字病院	930-0859	富山市牛島本町2-1-58
	富山県立中央病院	930-8550	富山市西長江2-2-78
	富山市民病院	939-8511	富山市今泉北部町2-1
高岡市	高岡市民病院	933-8550	高岡市宝町4-1
	厚生連高岡病院	933-8555	高岡市永楽町5-10
滑川市	厚生連滑川病院	936-8585	滑川市常盤町119
黒部市	黒部市民病院	938-8502	黒部市三日市1108-1
砺波市	市立砺波総合病院	939-1395	砺波市新富町1-61
中新川郡	上市厚生病院	930-0391	中新川郡上市町法音寺51
射水郡	真生会富山病院	939-0243	射水郡大門町下若89-10
東砺波郡	公立井波総合病院	932-0211	東砺波郡井波町井波938
【石川県】			
金沢市	金沢大学医学部附属病院	920-8641	金沢市宝町13-1
	国立金沢病院	920-8650	金沢市下石引町1-1
七尾市	公立能登総合病院	926-8610	七尾市藤橋町ア部6-4
小松市	小松市民病院	923-8560	小松市向本折町ホ60
輪島市	市立輪島病院	928-8585	輪島市山岸町は1-1
松任市	公立松任石川中央病院	924-8588	松任市倉光3-8
河北郡	金沢医科大学病院	920-0293	河北郡内灘町大学1-1
【福井県】			
福井市	福井県立病院	910-8526	福井市四ツ井2-8-1
	福井総合病院	910-8561	福井市新田塚1-42-1
	福井県済生会病院	918-8503	福井市和田中町舟橋7-1
	福井厚生病院	918-8537	福井市下六条町201
敦賀市	市立敦賀病院	914-0058	福井県敦賀市三島1-6-60
小浜市	公立小浜病院	917-8567	小浜市大手町2-2
吉田郡	福井医科大学附属病院	910-1193	吉田郡松岡町下合月23-3
【岐阜県】			
岐阜市	岐阜市民病院	500-8513	岐阜市鹿島町7-1
	岐阜大学医学部附属病院	500-8705	岐阜市司町40
	岐阜赤十字病院	502-8511	岐阜市岩倉町3-36
大垣市	大垣市民病院	503-8502	大垣市南頬町4-86
高山市	高山赤十字病院	506-8550	高山市天満町3-11
多治見市	岐阜県立多治見病院	507-8522	多治見市前畑町5-161
羽島市	松波総合病院	501-6062	羽島郡笠松町田代185-1
	羽島市民病院	501-6206	羽島市新生町3-246

電話番号	入院	病床数		ホームページ
076-434-2281	○	43	公式	http://www.toyama-mpu.ac.jp/index-j.html
076-433-2222	○	35	公式	http://www.toyama-med.jrc.or.jp/
076-424-1531	○	80	公式	http://sun1.tch.pref.toyama.jp/
076-422-1112	○	100	公式	http://www.tch.toyama.toyama.jp/
0766-23-0204	○	50	公式	http://www.city.takaoka.toyama.jp/
0766-21-3930	—		公式	http://www.kouseiren-ta.or.jp/
076-475-1000	○	68		
0765-54-2211	—		公式	http://www.med.kurobe.toyama.jp/
0763-23-3320	○	66	公式	http://www.tgh.tonami.toyama.jp/
0764-72-1212	○	87	公式	http://www.hospital.town.kamiichi.toyama.jp/
0766-52-2156	—		公式	http://www.shinseikai.or.jp/
0763-82-1475	—		公式	http://www.town.inami.toyama.jp/sight/hosp/
076-265-2000	○	46	公式	http://web.hosp.kanazawa-u.ac.jp/
076-262-4161	○	48	公式	http://www.hosp.go.jp/~knzwhosp/
0767-52-6611	○	100	公式	http://www.noto-hospital.nanao.ishikawa.jp/index.html
0761-22-7111	○	63	参考	http://www.city.komatsu.ishikawa.jp/kurashi/06kenkou/4byouin.html
0768-22-2222	—		公式	http://www.jeims.co.jp/wajimahp/
076-275-2222	○	30	参考	http://www.city.matto.ishikawa.jp/matto/kurashi/kenkou/byouin/9byouin.html
076-286-2211	○	56	公式	http://www.kanazawa-med.ac.jp/
0776-54-5151	○	380	公式	http://www1.fctv.ne.jp/~fph1/
0776-21-1300	—		公式	http://www1g.mesh.ne.jp/FukuiHP/
0776-23-1111	—		公式	http://www.fukui.saiseikai.or.jp/
0776-41-3377	○	50	公式	http://www.fukui-kosei-hp.or.jp/index.htm
0770-22-3611	—		参考	http://www.ton21.ne.jp/frame.asp?tm=20020816105947
0770-52-0990	○	100		
0776-61-3111	○	41	公式	http://www.fukui-med.ac.jp/
058-251-1101	○	50	公式	http://www.city.gifu.gifu.jp/hospital/
058-265-1241	○	37	公式	http://www.med.gifu-u.ac.jp/index.html
058-231-2266	○	54	公式	http://www.gifu.jrc.or.jp/home/gifu-med/
0584-81-3341	—		公式	http://www.omh.ogaki.gifu.jp/
0577-32-1111	—		公式	http://www.takayama.jrc.or.jp/
0572-22-5311	○	120	公式	http://www.pref.gifu.jp/tajimi_hospital/index.htm
058-388-0111	—		公式	http://www.matsunami-hsp.or.jp/
058-393-0111	○	50	参考	http://www.hasima-city.gifu.med.or.jp/kaiin.html

市区町村	病　院　名	郵便番号	住　所
土岐市	土岐市立総合病院	509-5193	土岐市土岐津町土岐口703-24
揖斐郡	揖斐総合病院	501-0696	揖斐郡揖斐川町三輪2547-4
益田郡	岐阜県立下呂温泉病院	509-2222	益田郡下呂町幸田1162

【静岡県】

市区町村	病　院　名	郵便番号	住　所
静岡市	静岡赤十字病院	420-0853	静岡市追手町8-2
	静岡済生会総合病院	422-8527	静岡市小鹿1-1-1
浜松市	浜松赤十字病院	430-0907	浜松市高林1-5-30
	遠州総合病院	430-0917	浜松市常盤町144-6
	浜松労災病院	430-8525	浜松市将監町25
	聖隷浜松病院	430-8558	浜松市住吉2-12-12
	浜松医科大学付属病院	431-3192	浜松市半田町3600
	県西部浜松医療センター	432-8580	浜松市富塚町328
	聖隷三方原病院	433-8558	浜松市三方原町3453
清水市	清水市立病院	424-8636	清水市宮加三1231
島田市	市立島田市民病院	427-8502	島田市野田1200-5
富士市	富士市立中央病院	417-8567	富士市高島町50
磐田市	磐田市立総合病院	438-8550	磐田市大久保512-3
焼津市	焼津市立総合病院	425-8505	焼津市道原1000
藤枝市	藤枝市立総合病院	426-8677	藤枝市駿河台4-1-11
田方郡	順天堂伊豆長岡病院	410-2295	田方郡伊豆長岡町長岡1129
榛原郡	榛原総合病院	421-0493	榛原郡榛原町細江2887-1
小笠郡	共立菊川総合病院	439-0022	小笠郡菊川町東横地1632

【愛知県】

市区町村	病　院　名	郵便番号	住　所
名古屋市	名鉄病院	451-8511	名古屋市西区栄生2-26-11
	JR東海総合病院	453-0801	名古屋市中村区太閤1-19-40
	名古屋第一赤十字病院	453-8511	名古屋市中村区道下町3-35
	名古屋掖済会病院	454-8502	名古屋市中川区松年町4-66
	坂文種報徳會病院	454-8509	名古屋市中川区尾頭橋3-6-10
	中部労災病院	455-0018	名古屋市港区港明1-10-6
	協立総合病院	456-8611	名古屋市熱田区六番3-18-5
	社会保険中京病院	457-8510	名古屋市南区三条1-1-10
	大同病院	457-8511	名古屋市南区白水町9
	南生協病院	457-8540	名古屋市南区三吉町6-8
	名古屋市立緑市民病院	458-0037	名古屋市緑区潮見が丘1-77
	名城病院	460-0001	名古屋市中区三の丸1-3-1
	国立名古屋病院	460-0001	名古屋市中区三の丸4-1-1
	名古屋市立東市民病院	464-8547	名古屋市千種区若水1-2-23
	名古屋大学医学部付属病院	466-8560	名古屋市昭和区鶴舞町65
	聖霊病院	466-8633	名古屋市昭和区川名山町56

リスト②：総合病院精神科・神経科 一覧 173

電話番号	入院	病床数	ホームページ	
0572-55-2111	―		公式	http://www.city.toki.gifu.jp/webc_toki/index.htm
0585-21-1111	―		公式	http://www.ibi.gfkosei.or.jp/index.html
0576-25-2820	―		公式	http://www.pref.gifu.jp/gero_hospital/
054-254-4311	―		公式	http://www.shizuoka-med.jrc.or.jp/
054-285-6171	―		公式	http://www.siz.saiseikai.or.jp/
053-472-1151	―		公式	http://www.hamamatsu.jrc.or.jp/
053-453-1111	―		公式	http://www.ja-shizuoka.or.jp/k-enshu/
053-462-1211	―		公式	http://www.hamamatsuh.rofuku.go.jp/index.html
053-474-2222	―		公式	http://www.seirei.or.jp/hamamatsu/Default.asp
053-435-2111	○	37	公式	http://www.hama-med.ac.jp/hosp/index2.html
053-453-7111	―			http://www.hmedc.or.jp/
053-436-1251	○	104	公式	http://www.seirei.or.jp/mikatabara/default.asp
0543-36-1111	―		公式	http://www.across.or.jp/shimizuhsp/
0547-35-2111	○	20	公式	http://www.municipal-hospital.shimada.shizuoka.jp/
0545-52-1131	―		公式	http://www.city.fuji.shizuoka.jp/~byoin/index.htm
0538-38-5000	―		公式	http://www.hospital.iwata.shizuoka.jp/
054-623-3111	―		公式	http://www.hospital.yaizu.shizuoka.jp/index.html
054-646-1111	―		公式	http://www.tokai.or.jp/fujiedahp/
0559-48-3111	―		公式	http://www.juntendo.org/
0548-22-1131	○	60	公式	http://www.hospital.haibara.shizuoka.jp/
0537-35-2135	○	60	公式	http://www4.ocn.ne.jp/~kikubyou/index2.htm
052-551-6121	―		公式	http://www.meitetsu.co.jp/hospital/
052-451-7013	―		公式	http://www.jr-central.co.jp/hospital/
052-481-5111	―		公式	http://www.nagoya-1st.jrc.or.jp/
052-652-7711	―		公式	http://wwwinfo.aichi.med.or.jp/ekisaikaihosp/
052-321-8171	―		公式	http://www.fujita-hu.ac.jp/HOSPITAL2/
052-652-5511	○	20	公式	http://www.chubuh.rofuku.go.jp/
052-654-2211	―		公式	http://minato-coop.com/index_top.html
052-691-7151	―		公式	http://www.pmet.or.jp/~cyub/
052-611-6261	―		参考	http://www.a-iho.or.jp/h_db/0124.html
052-611-6111	―		公式	http://www.now.or.jp/minami/minami_hp/hp_main.htm
052-892-1331	―		参考	http://www.meiji.ac.jp/campus/chihouku/midori_shimin_h.htm
052-201-5311	―		公式	http://homepage1.nifty.com/meijo-hp/index.htm
052-951-1111	○	53	公式	http://www.nnh.go.jp/
052-721-7171	―		参考	http://www.meiji.ac.jp/campus/chihouku/higashi_shimin_h.htm
052-741-2111	○	50	公式	http://www.med.nagoya-u.ac.jp/hospital/mainmenu.html
052-832-1181	―		公式	http://www.seirei-hospital.org/

市区町村	病院名	郵便番号	住所
	名古屋第二赤十字病院	466-8650	名古屋市昭和区妙見町2-9
	名古屋市立大学付属病院	467-8602	名古屋市瑞穂区瑞穂町字川澄1
豊橋市	成田記念病院	441-8021	豊橋市白河町78
	豊橋市民病院	441-8570	豊橋市青竹町字八間西50
	国立豊橋病院	441-8585	豊橋市中野町字中原100
岡崎市	岡崎市民病院	444-8553	岡崎市高隆寺町字五所合3-1
一宮市	総合大雄会病院	491-0036	一宮市桜1-9-9
瀬戸市	公立陶生病院	489-8642	瀬戸市西追分町160
半田市	半田市立半田病院	475-8599	半田市東洋町2-29
春日井市	春日井市民病院	486-8510	春日井市鷹来町1-1-1
豊川市	豊川市民病院	442-8651	豊川市光明町1-19
碧南市	碧南市民病院	447-0084	碧南市平和町3-6
刈谷市	刈谷総合病院	448-8505	刈谷市住吉町5-15
豊田市	厚生連加茂病院	471-0024	豊田市元城町3-17
	トヨタ記念病院	471-8513	豊田市平和町1-1
安城市	厚生連安城更生病院	446-8602	安城市安城町東広畔28
西尾市	西尾市民病院	445-0071	西尾市熊味町上泡原6
蒲郡市	蒲郡市民病院	443-8501	蒲郡市平田町向田1-1
江南市	厚生連昭和病院	483-8703	江南市野白町野白46
尾西市	尾西市民病院	494-8505	尾西市富田1777
小牧市	小牧市民病院	485-8520	小牧市常普請1-20
新城市	新城市民病院	441-1387	新城市字北畑32-1
東海市	東海市民病院	477-0033	東海市中ノ池3-1-1
大府市	国立療養所中部病院	474-8511	大府市森岡町源吾36-3
尾張旭市	旭労災病院	488-8585	尾張旭市平子町北61
豊明市	藤田保健衛生大学病院	470-1192	豊明市沓掛町田楽ヶ窪1-98
愛知郡	愛知医科大学附属病院	480-1195	愛知郡長久手町大字岩作字雁又21
中島郡	厚生連尾西病院	495-8531	中島郡祖父江町大字本甲字拾町野7
海部郡	厚生連海南病院	498-8502	海部郡弥富町大字前ヶ須新田南本田396

【三重県】

市区町村	病院名	郵便番号	住所
津市	三重大学医学部付属病院	514-8507	津市江戸橋2-174
四日市市	三重県立総合医療センター	510-8561	四日市市大字日永5450-132
伊勢市	市立伊勢総合病院	516-0014	伊勢市楠部町3038
松阪市	松阪市民病院	515-8544	松阪市殿町1550
	済生会松阪総合病院	515-8557	松阪市朝日町1区15-6
	松阪中央総合病院	515-8566	松阪市川井町字小望102
桑名市	山本総合病院	511-0061	桑名市寿町3-11
	桑名市民病院	511-0819	桑名市大字北別所435
鈴鹿市	鈴鹿中央総合病院	513-8630	鈴鹿市安塚町字山之花1275-5

電話番号	入院	病床数		ホームページ
052-832-1121	—		公式	http://www.nagoya2.jrc.or.jp/
052-851-5511	○	36	公式	http://w3hosp.med.nagoya-cu.ac.jp/
0532-31-2167	—		公式	http://www.meiyokai.or.jp/narita/index_n.html
0532-33-6111	—		公式	http://www.municipal-hospital.toyohashi.aichi.jp/
0532-45-6121	—		公式	http://www.hosp.go.jp/~toyohasi/
0564-21-8111	—		参考	http://www.city.okazaki.aichi.jp/yakusho/ka7000/Ka000.htm
0586-72-1211	—		公式	http://www.daiyukai.or.jp/sougou.htm
0561-82-5101	—		公式	http://www.tosei.or.jp/
0569-22-9881	—		公式	http://www.city.handa.aichi.jp/byouin/index.htm
0568-57-0057	—		公式	http://www.city.kasugai.aichi.jp/shiminbyoin/jimu/
0533-86-1111	○	106	公式	http://www.toyokawa-ch-aichi.jp/
0566-48-5050	—		公式	http://www.city.hekinan.aichi.jp/HOSPITAL/top.htm
0566-21-2450	—		公式	http://www.kariya-gh.or.jp/
0565-31-1511	—		公式	http://www.jaaikosei.or.jp/kamo/
0565-28-0100	—		公式	http://www.toyota-mh.jp/
0566-75-2111	—		公式	http://www.kosei.anjo.aichi/
0563-56-3171	—		公式	http://www.city.nishio.aichi.jp/kaforuda/22byouin/
0533-66-2200	—		公式	http://www.city.gamagori.aichi.jp/hospital/index.html
0587-56-4155	—		公式	http://www.jaaikosei.or.jp/showa/
0586-62-2221	—		参考	http://www.city.bisai.aichi.jp/14ynew/byouin/byouin.htm
0568-76-4131	—		公式	http://www.komakihp.gr.jp/hp/kch/kch.htm
05362-2-2171	—		参考	http://www.city.shinshiro.aichi.jp/life/siminbyouin.html
0562-33-5500	—		公式	http://www.medias.ne.jp/~kijinown/
0562-46-2311	—		公式	http://www.chubu-nh.go.jp/
0561-54-3131	—		参考	http://www.rofuku.go.jp/rosai/asahi.html
0562-93-2111	○	35	公式	http://www.fujita-hu.ac.jp/HOSPITAL1/
052-264-4811	○	67	公式	http://www2.aichi-med-u.ac.jp/hospital/index.html
0587-97-2131	○	100	公式	http://www3.ocn.ne.jp/~bisai/
0567-65-2511	—		公式	http://www.jaaikosei.or.jp/kainan/
0592-32-1111	○	40	公式	http://www.medic.mie-u.ac.jp/japanese/hosp.html
0593-45-2321	—		公式	http://www.pref.mie.jp/SOGOHOS/HP/index.htm
0596-23-5111	○	50	公式	http://hospital.ise.mie.jp/index.html
0598-23-1515	—		公式	http://www.city-hosp.matsusaka.mie.jp/
0598-51-2626	—		公式	http://www2.dango.ne.jp/saisei-m/
0598-21-5252	—		公式	http://www.jamie.or.jp/jahospital/mch/
0594-22-1211	—		公式	http://www.yamamoto.or.jp/
0594-22-7111	—		公式	http://www.city-kuwana-hosp.jp/
0593-82-1311	—		公式	http://www.jamie.or.jp/jahospital/2_sch

市区町村	病院名	郵便番号	住所
尾鷲市	尾鷲総合病院	519-3693	尾鷲市上野町5-25
久居市	国立三重中央病院	514-1101	久居市明神町2158-5
度会郡	山田赤十字病院	516-0805	度会郡御薗村高向810
志摩郡	三重県立志摩病院	517-0595	志摩郡阿児町鵜方1257

【滋賀県】

市区町村	病院名	郵便番号	住所
大津市	滋賀医科大学附属病院	520-2192	大津市瀬田月輪町
	大津赤十字病院	520-8511	大津市長等1-1-35
長浜市	長浜赤十字病院	526-8585	長浜市宮前町14-7
栗太郡	済生会滋賀県病院	520-3046	栗太郡栗東町大橋2-4-1
犬上郡	豊郷病院	529-1168	犬上郡豊郷町八目12
伊香郡	湖北総合病院	529-0493	伊香郡木之本町大字黒田1221
高島郡	公立高島総合病院	520-1121	高島郡高島町大字勝野1667

【京都府】

市区町村	病院名	郵便番号	住所
京都市	京都第二赤十字病院	602-8026	京都市上京区釜座通丸太町上ル春帯町355-5
	京都府立医科大学附属病院	602-8566	京都市上京区河原町通広小路上ル梶井町465
	総合病院日本バプテスト病院	606-8273	京都市左京区北白川山ノ元町47
	京都大学医学部附属病院	606-8507	京都市左京区聖護院川原町54
	京都民医連中央病院	604-8453	京都市中京区西ノ京春日町16-1
	京都市立病院	604-8845	京都市中京区壬生東高田町1-2
	京都第一赤十字病院	605-0981	京都市東山区本町15-749
	洛和会音羽病院	607-8062	京都市山科区音羽珍事町2
	蘇生会総合病院	612-8473	京都市伏見区下鳥羽広長町1
	国立京都病院	612-8555	京都市伏見区深草向畑町1-1
	京都桂病院	615-8256	京都市西京区山田平尾町17
福知山市	福知山市民病院	620-8505	福知山市厚中町231
舞鶴市	国立舞鶴病院	625-8502	舞鶴市行永2410
船井郡	公立南丹病院	629-0197	船井郡八木町大字八木小字上野25
与謝郡	京都府立与謝の海病院	629-2261	与謝郡岩滝町男山481

【大阪府】

市区町村	病院名	郵便番号	住所
大阪市	大阪市立総合医療センター	534-0021	大阪市都島区都島本通2-13-22
	関西電力病院	553-0003	大阪市福島区福島2-1-7
	大阪厚生年金病院	553-0003	大阪市福島区福島4-2-78
	日本生命済生会附属日生病院	550-0012	大阪市西区立売堀6-3-8
	済生会泉尾病院	551-0032	大阪市大正区北村3-4-5
	大阪けいさつ病院	543-8502	大阪市天王寺区北山町10-31
	大阪赤十字病院	543-8555	大阪市天王寺区筆ヶ崎町5-53
	NTT西日本大阪病院	543-8922	大阪市天王寺区烏ケ辻2-6-40

電話番号	入院	病床数	ホームページ	
05972-2-3111	—			
059-259-1211	—		公式	http://www.hosp.go.jp/~nmch/
0596-28-2171	—		公式	http://www.yamada.jrc.or.jp/
0599-43-0501	○	100	公式	http://www.shimahp.pref.mie.jp/
077-548-2111	○	45	公式	http://ben.shiga-med.ac.jp/hospital/
077-522-4131	○	57	公式	http://www.biwa.ne.jp/~otsu-red/
0749-63-2111	○	133	公式	http://www.nagahama.jrc.or.jp/
077-552-1221	—		公式	http://www.biwa.ne.jp/~ssh/
0749-35-3001	○	154	公式	http://www.toyosato.or.jp/index1.html
0749-82-3315	—		公式	http://www.kohoku.kinomoto.shiga.jp/
0740-36-0220	—			
075-231-5171	—		公式	http://www.jrc-kyoto2.org/
075-251-5111	○	118	公式	http://www.kpu-m.ac.jp/kpum_guide/japanese/hospital.html
075-781-5191	—		公式	http://www.jbh.or.jp/index.html
075-751-3111	○	80	公式	http://www.kuhp.kyoto-u.ac.jp/
075-822-2777	—		公式	http://www2.odn.ne.jp/kyomin-chuou-hp/
075-311-5311	—		公式	http://www.city.kyoto.jp/hokenfukushi/siritubyoin/index.html
075-561-1121	—		公式	http://kyotofrc.on.arena.ne.jp/
075-593-4111	○	60	公式	http://www.rakuwa.or.jp/hp/otowa01.htm
075-621-3101	—		公式	http://www.soseikai.or.jp/soseikai/index.html
075-641-9161	—		公式	http://www.hosp.go.jp/~kyotolan/
075-391-5811	—		公式	http://katsura.com/
0773-22-2101	—		参考	http://homepage2.nifty.com/fukuten-net/cityh.htm
0773-62-2680	○	155	公式	http://www.hosp.go.jp/~maizuru/index.html
0771-42-2510	—		公式	http://www.nantanhosp.or.jp/index.htm
0772-46-3371	—		公式	http://www.pref.kyoto.jp/yosanoumihp/index.htm
06-6929-1221	○	55	公式	http://www.city.osaka.jp/kenkoufukushi/ocgh/
06-6458-5821	—		公式	http://www.kepco.co.jp/hospital/
06-6441-5451	—		公式	http://www.okn.gr.jp/
06-6543-3581	—		公式	http://www.nissay-hp.or.jp/
06-6552-0091	—			
06-6771-6051	—		公式	http://www.oph.gr.jp/
06-6771-5131	○	84	公式	http://www.osaka-med.jrc.or.jp/
06-6773-7111	—		公式	http://www.ntt-west.co.jp/osaka-hosp/

市区町村	病院名	郵便番号	住所
	大阪労働衛生センター第一病院	555-0012	大阪市西淀川区御幣島6-2-2
	医誠会病院	533-0022	大阪市東淀川区菅原6-2-25
	淀川キリスト教病院	533-0032	大阪市東淀川区淡路2-9-26
	大阪鉄道病院	545-0053	大阪市阿倍野区松崎町1-2-22
	大阪市立大学医学部付属病院	545-8586	大阪市阿倍野区旭町1-5-7
	大阪府立病院	558-8558	大阪市住吉区万代東3-1-56
	大阪市立住吉市民病院	559-0012	大阪市住之江区東加賀屋1-2-16
	住友病院	530-0005	大阪市北区中之島5-3-20
	大阪府済生会中津病院	530-0012	大阪市北区芝田2-10-39
	北野病院	530-8480	大阪市北区扇町2-4-20
	大阪回生病院	531-0072	大阪市北区豊崎4-6-6
	国立大阪病院	540-0006	大阪市中央区法円坂2-1-14
堺市	浅香山病院	590-0018	堺市今池町3-3-16
	近畿大学堺病院	590-0132	堺市原山台2-7-1
	耳原総合病院	590-8505	堺市協和町4-465
	大阪労災病院	591-8025	堺市長曾根町1179-3
	ベルランド総合病院	599-8247	堺市東山500-3
岸和田市	市立岸和田市民病院	596-8501	岸和田市額原町2
豊中市	市立豊中病院	560-8565	豊中市柴原町4-14-1
吹田市	大阪府済生会吹田病院	564-0013	吹田市川園町1-2
	市立吹田市民病院	564-8567	吹田市片山町2-13-20
	大阪大学医学部附属病院	565-0871	吹田市山田丘2-15
高槻市	大阪医科大学附属病院	569-8686	高槻市大学町2-7
守口市	関西医科大学附属病院	570-8507	守口市文園町10-15
	松下記念病院	570-8540	守口市外島町5-55
枚方市	東香里病院	573-0075	枚方市東香里1-24-34
	星ヶ丘厚生年金病院	573-8511	枚方市星丘4-8-1
茨木市	済生会茨木病院	567-0035	茨木市見付山1-1-24
河内長野市	国立大阪南病院	586-8521	河内長野市木戸東町2-1
和泉市	和泉市立病院	594-0071	和泉市府中町4-10-10
箕面市	箕面市立病院	562-8562	箕面市萱野5-7-1
東大阪市	東大阪市立総合病院	578-8588	東大阪市西岩田3-4-5
大阪狭山市	近畿大学医学部附属病院	589-8511	大阪狭山市大野東337-2

【兵庫県】

市区町村	病院名	郵便番号	住所
神戸市	甲南病院	658-0064	神戸市東灘区鴨子ケ原1-5-16
	鐘紡記念病院	652-0855	神戸市兵庫区御崎町1-9-1
	社会保険神戸中央病院	651-1145	神戸市北区惣山町2-1-1
	神戸大学医学部附属病院	650-0017	神戸市中央区楠町7-5-2
	神戸市立中央市民病院	650-0046	神戸市中央区港島中町4-6
	神戸労災病院	651-0053	神戸市中央区籠池通4-1-23

電話番号	入院	病床数		ホームページ
06-6474-1201	─		参考	http://wwwe2.nishiyodo-med.or.jp/nm_0302.phtml?h_act=0060
06-6326-1121	─		公式	http://www.iseikaihp.or.jp/
06-6322-2250	─		公式	http://www.ych.or.jp/
06-6628-2221	─		公式	http://www.jrosakahosp.jp/
06-6645-2121	○	40	公式	http://medwebsv.med.osaka-cu.ac.jp/hosp/INDEX.HTML
06-6692-1201	○	44	公式	http://www.gh.pref.osaka.jp/
06-6681-1000	─		公式	http://www.city.osaka.jp/kenkoufukushi/sumiyoshi/
06-6443-1261	─		公式	http://www.sumitomo-hp.or.jp/
06-6372-0333	─		公式	http://www.nakatsu.saiseikai.or.jp/
06-6312-1221	○	54	公式	http://www.kitano-hp.or.jp/hospital.htm
06-6371-6234	─		公式	http://www.kaisei-hp.co.jp/
06-6942-1331	○	12	公式	http://www.onh.go.jp/
072-229-4882	○	995	公式	http://www.asakayama.or.jp/
072-299-1120	─		公式	http://www.med.kindai.ac.jp/sakai
072-241-0501	─		公式	http://www1.doc-net.or.jp/~mimihara
072-252-3561	○	25	公式	http://www.orh.go.jp/index.html
072-234-2001	─		公式	http://www.seichokai.co.jp/bellland/freambell.html
0724-45-1000	─		公式	http://www2.sensyu.ne.jp/kch/index.html
06-6843-0101	─		公式	http://www.chp.toyonaka.osaka.jp/
06-6382-1521	─		公式	http://www.suita.saiseikai.or.jp/
06-6387-3311	─		公式	http://www.sutv.zaq.ne.jp/suita-mhp/top.html
06-6879-5111	○	52	公式	http://www.hosp.med.osaka-u.ac.jp/
0726-83-1221	○	60	公式	http://www.osaka-med.ac.jp/
06-6992-1001	○	39	公式	http://www.kmu.ac.jp/hptl.html
06-6992-1231	─		公式	http://www.mhio.panasonic.co.jp/kinen/kinen.htm
072-853-0501	○	173	公式	http://www.higashikouri-hp.com/
072-840-2641	─		公式	http://www.hoshigaoka-hp.com/
0726-22-8651	○	37	公式	http://www.ibaraki.saiseikai.or.jp/
0721-53-5761	─		公式	http://www.hosp.go.jp/~osminami/
0725-41-1331	─		公式	http://www.city.izumi.osaka.jp/hosp
0727-28-2001	─		公式	http://www2.city.minoh.osaka.jp/HOSPITAL/home.html
06-6781-5101	─		公式	http://www.city.higashiosaka.osaka.jp/180/180010/hp/index.html
0723-66-0221	─		公式	http://www.med.kindai.ac.jp/huzoku/

電話番号	入院	病床数		ホームページ
078-851-2161	─		公式	http://www.kohnan.or.jp/kohnan/index.html
078-681-6111	─		公式	http://www.kanebo.co.jp/hospital/
078-594-2211	─		公式	http://www.zensharen.or.jp/khbb
078-382-5111	○	46	公式	http://www.hosp.kobe-u.ac.jp/welcomJ.html
078-302-4321	─		公式	http://www.city.kobe.jp/cityoffice/18/menu07/simin/
078-231-5660	─		公式	http://www.kobeh.rofuku.go.jp/

市区町村	病院名	郵便番号	住所
	神鋼病院	651-0072	神戸市中央区脇浜町1-4-47
	西神戸医療センター	651-2273	神戸市西区糀台5-7-1
尼崎市	兵庫県立尼崎病院	660-0828	尼崎市東大物町1-1-1
	関西労災病院	660-8511	尼崎市稲葉荘3-1-69
明石市	明石市立市民病院	673-8501	明石市鷹匠町1-33
西宮市	兵庫医科大学病院	663-8501	西宮市武庫川町1-1
洲本市	兵庫県立淡路病院	656-0013	洲本市下加茂1-6-6
伊丹市	近畿中央病院	664-8533	伊丹市車塚3-1
豊岡市	公立豊岡病院	668-8501	豊岡市立野町6-35
加古川市	加古川市民病院	675-8611	加古川市米田町平津384-1
赤穂市	赤穂中央病院	678-0241	赤穂市惣門町52-6
西脇市	西脇市立西脇病院	677-0043	西脇市下戸田652-1
宝塚市	宝塚市立病院	665-0827	宝塚市小浜4-5-1
高砂市	高砂市民病院	676-0015	高砂市荒井町紙町33-1
川西市	自衛隊阪神病院	666-0024	川西市久代4-1-50
加西市	市立加西病院	675-2311	加西市北条町横尾1-13
神崎郡	公立神崎総合病院	679-2414	神崎郡神崎町粟賀町385

【奈良県】

市区町村	病院名	郵便番号	住所
天理市	天理よろづ相談所病院	632-8552	天理市三島町200
橿原市	奈良県立医科大学附属病院	634-8522	橿原市四条町840
生駒市	近畿大学医学部奈良病院	630-0293	生駒市乙田町1248-1

【和歌山県】

市区町村	病院名	郵便番号	住所
和歌山市	和歌山県立医科大学附属病院	640-8156	和歌山市紀三井寺811-1
	日本赤十字社和歌山医療センター	640-8558	和歌山市小松原通4-20
橋本市	国保橋本市民病院	648-0072	橋本市東家1-3-8
御坊市	日高総合病院	644-8655	御坊市薗116-2
田辺市	国立南和歌山病院	646-8558	田辺市たきない町27-1
	紀南綜合病院	646-0031	田辺市湊510
海草郡	野上厚生総合病院	640-1141	海草郡野上小畑198

【鳥取県】

市区町村	病院名	郵便番号	住所
鳥取市	鳥取県立中央病院	680-0901	鳥取市江津730
米子市	山陰労災病院	683-0002	米子市皆生新田1-8-1
	鳥取大学医学部附属病院	683-8504	米子市西町36-1
倉吉市	鳥取県立厚生病院	682-0804	倉吉市東昭和町150
	野島病院	682-0863	倉吉市瀬崎2714-1

【島根県】

市区町村	病院名	郵便番号	住所
松江市	松江市立病院	690-8509	松江市灘町101
	松江赤十字病院	690-8514	松江市母衣町200

電話番号	入院	病床数		ホームページ
078-261-6711	—		公式	http://www.shinkohp.or.jp/
078-997-2200	—		公式	http://www.nmc-kobe.or.jp/
06-6482-1521	—		公式	http://www.amahosp.amagasaki.hyogo.jp/
06-6416-1221	—		公式	http://www.kansaih.rofuku.go.jp/
078-912-2323	—		参考	http://www.akashi.hyogo.med.or.jp/hospital/01/01158.html
0798-45-6111	○	84	公式	http://www.hyo-med.ac.jp/byouin/hospital.htm
0799-22-1200	○	45	公式	http://www.awaji-hosp.sumoto.hyogo.jp/
0727-81-3712			公式	http://www.kich.itami.hyogo.jp/
0796-22-6111	○	110	公式	http://www.hospital.toyooka.hyogo.jp/
0794-32-3531	—		公式	http://www.city.kakogawa.hyogo.jp/byoin/index/
0791-45-1111	—		公式	http://www.hospinet.co.jp/hospital/859.htm#top_photo
0795-22-0111	—		公式	http://www.city.nishiwaki.hyogo.jp/n_cityhall/hospital/
0797-87-1161	—		公式	http://www.jttk.zaq.ne.jp/takarazukashi-hp/
0794-42-3981	—			
0727-82-0001	○	24		
0790-42-2200	—		公式	http://www.hospital.kasai.hyogo.jp/
0790-32-1331	—		公式	http://homepage2.nifty.com/kanzaki-hp/
07436-3-5611	○	86	参考	http://www.tenrikyo.or.jp/ja/act/medical/index.html
0744-22-3051	○	80	公式	http://www.naramed-u.ac.jp/~byoin1ka/toppage.htm
0743-77-0880	—		公式	http://www.kindainara.com/top.html
073-447-2300	○	40	公式	http://www.wakayama-med.ac.jp/fuzoku/fuzoku.html
073-422-4171			公式	http://www2.kankyo.ne.jp/nisseki-w/
0736-34-1200			公式	http://www.city.hashimoto.wakayama.jp/hospital/index.html
0738-22-1111	○	100	公式	http://www.hidakagh.gobo.wakayama.jp/
0739-26-7050	—		公式	http://www.hosp.go.jp/~swymhp2/index.htm
0739-22-5000	○	312	公式	http://www.kinan-hp.or.jp/
073-489-2178	○	100	参考	http://www.wakayama.go.jp/prefg/130700/ichbyoin.htm
0857-26-2271	—		公式	http://www.hello.ne.jp/tpch/
0859-33-8181	—		公式	http://www.saninh.rofuku.go.jp/
0859-33-1111	○	42	公式	http://www.hosp.med.tottori-u.ac.jp/index.htm
0858-22-8181	—		公式	http://www.apionet.or.jp/~koubyo/
0858-22-6231	—			
0852-23-1000	○	50	公式	http://www.web-sanin.co.jp/or/matsueh/
0852-24-2111	○	60	公式	http://www.web-sanin.co.jp/or/matsue-med/

市区町村	病　院　名	郵便番号	住　所
浜田市	国立浜田病院	697-8511	浜田市黒川町3748
出雲市	島根医科大学附属病院	693-8501	出雲市塩冶町89-1
	島根県立中央病院	693-8555	出雲市姫原4-1-1
大田市	大田市立病院	694-0063	大田市大田町吉永1428-3
平田市	平田市立病院	691-0003	平田市灘分町613
大原郡	公立雲南総合病院	699-1221	大原郡大東町大字飯田96-1
隠岐郡	隠岐病院	685-0016	隠岐郡西郷町城北町355

【岡山県】

市区町村	病　院　名	郵便番号	住　所
岡山市	川崎病院	700-8505	岡山市中山下2-1-80
	岡山済生会総合病院	700-8511	岡山市伊福町1-17-18
	岡山大学医学部附属病院	700-8558	岡山市鹿田町2-5-1
	岡山赤十字病院	700-8607	岡山市青江2-1-1
	岡山労災病院	702-8055	岡山市築港緑町1-10-25
	岡山協立病院	703-8511	岡山市赤坂本町8-10
	国立病院岡山医療センター	701-1192	岡山市田益1711-1
倉敷市	川崎医科大学附属病院	701-0192	倉敷市松島577
	倉敷中央病院	710-8602	倉敷市美和1-1-1
	水島協同病院	712-8567	倉敷市水島南春日町1-1

【広島県】

市区町村	病　院　名	郵便番号	住　所
広島市	社会保険広島市民病院	730-8518	広島市中区基町7-33
	土谷総合病院	730-8655	広島市中区中島町3-30
	広島鉄道病院	732-0057	広島市東区二葉の里3-1-36
	県立広島病院	734-8530	広島市南区宇品神田1-5-54
	広島大学医学部附属病院	734-8551	広島市南区霞1-2-3
	広島市立安佐市民病院	731-0293	広島市安佐北区可部南2-1-1
呉市	国立病院呉医療センター	737-0023	呉市青山町3-1
	中国労災病院	737-0193	呉市広多賀谷1-5-1
三原市	興生総合病院	723-8686	三原市皆実町1427-1
尾道市	尾道市立市民病院	722-8503	尾道市新高山3-1170-177
	JA尾道総合病院	722-8508	尾道市古浜町7-19
因島市	日立造船因島総合病院	722-2323	因島市土生町2561
福山市	総合病院三愛	720-0031	福山市三吉町4-1-15
	国立福山病院	720-8520	福山市沖野上町4-14-17
	公立学校共済組合中国中央病院	721-8581	福山市西深津町6-3-1
府中市	JA府中総合病院	726-8501	府中市鵜飼町字上高田555-3
廿日市市	JA広島総合病院	738-8503	廿日市市地御前1-3-3
安芸郡	マツダ病院	735-0017	安芸郡府中町青崎南2-15
高田郡	JA吉田総合病院	731-0595	高田郡吉田町吉田3666
御調郡	公立みつぎ総合病院	722-0393	御調郡御調町大字市124

電話番号	入院	病床数		ホームページ
0855-22-2300	―		公式	http://www.hosp.go.jp/~hamada/
0853-23-2110	○	40	公式	http://www.shimane-med.ac.jp/japanese/hospital/index.html
0853-22-5111	○	40	公式	http://www2.pref.shimane.jp/spch/visual/index.html
0854-82-0330	―		公式	http://www.ohda-hp.ohda.shimane.jp/
0853-63-5111	―		参考	http://www.city.hirata.shimane.jp/06/bousai/flame033.html
0854-43-2390	○	50	公式	
08512-2-1356	○	44	公式	http://oki-hospital.com/
0862-25-2111	―		公式	http://www.rweb.ne.jp/kawasaki/
086-252-2211	―		公式	http://www.okayamasaiseikai.or.jp/
086-223-7151	○	64	公式	http://www.okayama-u.ac.jp/user/hos/index_hos.html
0862-22-8811	―		公式	http://www.rweb.ne.jp/oka-rcgh/
086-262-0131	―		公式	http://www.okayamah.rofuku.go.jp/
086-272-2121	―		公式	http://www.okaky.or.jp/
086-294-9911	―		公式	http://www.hosp.go.jp/~okayama/
086-462-1111	○	24	公式	http://www.kawasaki-m.ac.jp/hospital/hospital.htm
086-422-0210	―		公式	http://www.kchnet.or.jp/
086-444-3211	―		公式	http://ww1.tiki.ne.jp/~mizukyo/
082-221-2291	○	43	公式	http://www.city-hosp.naka.hiroshima.jp/
082-243-9191	―		公式	http://www.tsuchiya-hp.jp/
082-262-1170	―		公式	http://www8.ocn.ne.jp/~jrw-hhp/
082-254-1818	○	50	公式	http://www.hph.pref.hiroshima.jp/
082-257-5555	○	20	公式	http://home.hiroshima-u.ac.jp/med/ibyou/main.htm
082-815-5211	―		公式	http://www.asa-hosp.city.hiroshima.jp/
0823-22-3111	○	50	公式	http://www.ncc.go.jp/kure-nh/
0823-72-7171	―		公式	http://www.chugokuh.rofuku.go.jp/
0848-63-5500	―		参考	http://www.so-net.ne.jp/vivre/jamic/dock/prof/j1198.htm
0848-47-1155	―		公式	http://www.urban.ne.jp/home/omh/
0848-22-8111	―		公式	http://www.urban.ne.jp/home/jakosei/siset_onomichi.htm
08452-2-2552	―			
0849-22-0800	―		公式	http://www.san-ai.or.jp/ie/index.htm
0849-22-0001	―		公式	http://www.fukuyama-hosp.go.jp/
0849-23-5585	―		公式	http://www.kouritu.go.jp/chugoku/
0847-45-3300	―		公式	http://www.urban.ne.jp/home/jakosei/sisetu_futyu.htm
0829-36-3111	―		公式	http://www.urban.ne.jp/home/jakosei/sisetu_hiroshima.htm
082-287-5000	―		公式	http://hospital.mazda.co.jp/
0826-42-0136	○	120	公式	http://www.enjoy.ne.jp/~hidetoku/
08487-6-1111	―		公式	http://www.town.mitsugi.hiroshima.jp/FUKUSHI/01.sougou/0.sougou/sougou.htm

市区町村	病院名	郵便番号	住所
【山口県】			
下関市	社会保険下関厚生病院	750-0061	下関市上新地町3-3-8
	下関市立中央病院	750-8520	下関市向洋町1-13-1
	国立下関病院	751-8501	下関市後田町1-1-1
宇部市	山口大学医学部附属病院	755-8505	宇部市南小串1-1-1
山口市	山口赤十字病院	753-8519	山口市八幡馬場53-1
防府市	山口県立中央病院	747-8511	防府市大字大崎77
岩国市	国立岩国病院	740-8510	岩国市黒磯町2-5-1
小野田市	山口労災病院	756-0095	小野田市大字小野田1315-4
柳井市	周東総合病院	742-0032	柳井市大字古開作1000-1
【徳島県】			
徳島市	徳島大学医学部附属病院	770-8503	徳島市蔵本町2-50-1
	徳島県立中央病院	770-8539	徳島市蔵本町1-10-3
小松島市	徳島赤十字病院	773-8502	小松島市中田町新開28-1
【香川県】			
高松市	社会保険栗林病院	760-0073	高松市栗林町3-5-9
	高松市民病院	760-8538	高松市宮脇町2-36-1
	屋島総合病院	761-0186	高松市屋島西町1857-1
丸亀市	麻田総合病院	763-8507	丸亀市津森町219
	香川労災病院	763-8502	丸亀市城東町3-3-1
坂出市	総合病院回生病院	762-0007	坂出市室町3-5-28
善通寺市	国立善通寺病院	765-0001	善通寺市仙遊町2-1-1
さぬき市	さぬき市民病院	769-2393	さぬき市寒川町石田東甲387-1
木田郡	香川医科大学附属病院	761-0793	木田郡三木町池戸1750-1
綾歌郡	滝宮総合病院	761-2393	綾歌郡綾南町大字滝宮486
三豊郡	香川井下病院	769-1613	三豊郡大野原町花稲818-1
【愛媛県】			
松山市	愛媛県立中央病院	790-0024	松山市春日町83
	松山赤十字病院	790-8524	松山市文京町1
今治市	愛媛県立今治病院	794-0006	今治市石井町4-5-5
新居浜市	愛媛労災病院	792-8550	新居浜市南小松原町13-27
	十全総合病院	792-8586	新居浜市北新町1-5
川之江市	四国中央病院	799-0193	川之江市川之江町2233
東予市	公立周桑病院	799-1341	東予市壬生川131
温泉郡	愛媛大学医学部附属病院	791-0295	温泉郡重信町志津川454
【高知県】			
高知市	高知県立中央病院	780-0821	高知市桜井町2-7-33
	高知赤十字病院	780-8562	高知市新本町2-13-51

電話番号	入院	病床数	ホームページ	
0832-31-5811	—		公式	http://www.koseihp.jp/
0832-31-4111	—		公式	http://www.city.shimonoseki.yamaguchi.jp/byoin/Findexpc.html
0832-22-6216	—		公式	http://www.hosp.go.jp/~simo/Welcome.html
0836-22-2111	○	51	公式	http://www.sv.cc.yamaguchi-u.ac.jp/~kikakuhp/
083-923-0111	—		公式	http://info.pasola.net/mnavi/nisseki/
0835-22-4411	—		公式	http://www.urban.ne.jp/home/ymghp1/index.htm
0827-31-7121	○	55	公式	http://www.iwakuni-nh.go.jp/
0836-83-2881	—		公式	http://www.yamaguchih.rofuku.go.jp/
0820-22-3456	—		公式	http://www.urban.ne.jp/home/hspshuto/
088-631-3111	○	45	公式	http://www.med.tokushima-u.ac.jp/hospital/index.html
088-631-7151	○	100	公式	http://kencyu-tokushima.jp/
08853-2-2555	○	20	公式	http://www.tokushima-med.jrc.or.jp/
087-862-3171	—		公式	http://www.zensharen.or.jp/ritb/
087-834-2181	○	70	公式	http://www.city.takamatsu.kagawa.jp/kenkofukushi/byoin/
087-841-9141	—		公式	http://ww8.tiki.ne.jp/~ja-yghp/index.html
0877-23-5555	—			
0877-23-3111	—		公式	http://www.kagawah.rofuku.go.jp/
0877-46-1011	○	143	公式	http://www.kaisei.or.jp/
0877-62-2111	○	100	公式	http://www.hosp.go.jp/~zentuujh/
0879-43-2521	○	190	公式	http://www.shikoku.ne.jp/sanuki-sb/
087-898-5111	○	26	公式	http://www.kms.ac.jp/~hospital/
087-876-1145	—		公式	http://www.netwave.or.jp/~jakousei/tghp/
0875-52-2215	—		参考	http://www.shikoku-np.co.jp/hospital/byouin/mito-02.htm
089-947-1111	—		公式	http://www.eph.pref.ehime.jp/epch/index.htm
089-924-1111	—		公式	http://www.matsuyama.jrc.or.jp/
0898-32-7111	○	50	公式	http://www.eph.pref.ehime.jp/epimah/index.htm
0897-33-6191	—		公式	http://www.nbn.ne.jp/~syomuka/
0897-33-1818	—		公式	http://www.shikoku.ne.jp/jyuzen/
0896-58-3515	○	53	公式	http://www.kouritu.go.jp/shikoku/
0898-64-2630	○	165	参考	http://seishinsv01.pref.ehime.jp/seishin/syusou/hos031.htm
089-964-5111	○	40	公式	http://www.hsp.ehime-u.ac.jp/
088-882-1211	—		公式	http://www.cent-hosp.pref.kochi.jp/
088-822-1201	—		公式	http://www.krch.jp/

市区町村	病 院 名	郵便番号	住 所
安芸市	高知県立安芸病院	784-0027	安芸市宝永町1-32
南国市	高知医科大学医学部附属病院	783-8505	南国市岡豊町小蓮185-1
土佐市	土佐市立市民病院	781-1101	土佐市高岡町甲1867
宿毛市	高知県立幡多けんみん病院	787-0785	宿毛市山奈芳奈3-1

【福岡県】

市区町村	病 院 名	郵便番号	住 所
北九州市	北九州市医療センター	802-0077	北九州市小倉北区馬借2-1-1
	小倉記念病院	802-8555	北九州市小倉北区貴船町1-1
	大手町病院	803-8543	北九州市小倉北区大手町15-1
	九州労災病院	800-0296	北九州市小倉南区葛原高松1-3-1
	国立小倉病院	802-8533	北九州市小倉南区春ヶ丘10-1
	北九州市立八幡病院	805-8534	北九州市八幡東区西本町4-18-1
	九州厚生年金病院	806-8501	北九州市八幡西区岸ノ浦2-1-1
	産業医科大学病院	807-8555	北九州市八幡西区医生ヶ丘1-1
福岡市	九州大学医学部附属病院	812-8582	福岡市東区馬出3-1-1
	原三信病院	812-0033	福岡市博多区大博町1-8
	千鳥橋病院	812-8633	福岡市博多区千代5-18-1
	済生会福岡総合病院	810-0001	福岡市中央区天神1-3-46
	国立病院九州医療センター	810-8563	福岡市中央区地行浜1-8-1
	福岡赤十字病院	815-8555	福岡市南区大楠3-1-1
	九州中央病院	815-8588	福岡市南区塩原3-23-1
	福岡大学病院	814-0180	福岡市城南区七隈7-45-1
大牟田市	大牟田市立総合病院	836-8567	大牟田市宝坂町2-19-1
久留米市	久留米大学病院	830-0011	久留米市旭町67
	聖マリア病院	830-8543	久留米市津福本町422
	久留米大学医療センター	839-0863	久留米市国分町155-1
飯塚市	飯塚病院	820-8505	飯塚市芳雄町3-83
八女市	公立八女総合病院	834-0034	八女市高塚540-2

【佐賀県】

市区町村	病 院 名	郵便番号	住 所
佐賀市	佐賀県立病院好生館	840-8571	佐賀市水ヶ江1-12-9
	佐賀医科大学医学部附属病院	849-8501	佐賀市鍋島5-1-1
	国立佐賀病院	849-8577	佐賀市日の出1-20-1

【長崎県】

市区町村	病 院 名	郵便番号	住 所
長崎市	長崎市立市民病院	850-8555	長崎市新地町6-39
	長崎大学医学部附属病院	852-8501	長崎市坂本1-7-1
佐世保市	佐世保市立総合病院	857-8511	佐世保市平瀬町9-3
大村市	国立病院長崎医療センター	856-8562	大村市久原2-1001-1
福江市	五島中央病院	853-0031	福江市吉久木町205
南松浦郡	上五島病院	857-4404	南松浦郡上五島町青方郷1549-11

電話番号	入院	病床数		ホームページ
0887-34-3111	—		公式	http://www.pref.kochi.jp/~aki/
088-866-5811	○	14	公式	http://www.kochi-ms.ac.jp/
088-852-2151	○	50		
0880-66-2222	—			
093-541-1831	—		公式	http://www.city.kitakyushu.jp/~k7509200/
093-921-2231	—		公式	http://www.kokurakinen.or.jp/
093-592-5511	—		公式	http://www.kenwakai.gr.jp/ootemati/index.htm
093-471-1121	—		公式	http://www.kyushuh.rofuku.go.jp/
093-921-8881	○	50	公式	http://www.hosp.go.jp/~kokura1/
093-662-6565	—		公式	http://www.yahatahp.jp/
093-641-5111	—		公式	http://www.kjp.or.jp/hp_4/nenkin38/index.htm
093-603-1611	○	40	公式	http://www.uoeh-u.ac.jp/hospital/hospital_j.html
092-641-1151	○	90	公式	http://www.med.kyushu-u.ac.jp/hosp/index.html
092-291-3434	—		公式	http://www.harasanshin.or.jp/
092-641-2761	—		公式	http://www.chidoribashi-hp.or.jp/mainpage.html
092-771-8151	—		公式	http://www.saiseikai-hp.chuo.fukuoka.jp/
092-852-0700	○	50	公式	http://www.hosp.go.jp/~kmc/
092-521-1211	—		公式	http://www.fukuoka-med.jrc.or.jp/
092-541-4936	—		公式	http://kyushu-ctr-hsp.com/
092-801-1011	○	60	公式	http://www.med.fukuoka-u.ac.jp/hosp/
0944-53-1061	—		公式	http://www.ghp.omuta.fukuoka.jp/
0942-35-3311	○	60	公式	http://www.med.kurume-u.ac.jp/med/hosp/main/
0942-35-3322	○	100	公式	http://www.st-mary-med.or.jp/basic/index.html
0942-22-6111	—		公式	http://www.med.kurume-u.ac.jp/med/imed1/center/center.html
0948-22-3800	○	179	公式	http://www.aso-group.co.jp/aih/
0943-23-4131	—		公式	http://www1.ocn.ne.jp/~yamehp/
0952-24-2171	—		公式	http://www.pref.saga.jp/fukushihoken/kenritsubyouin/kouseikan.html
0952-31-6511	○	26	公式	http://www.hospital.saga-med.ac.jp/
0952-30-7141	—		公式	http://www.hosp.go.jp/~sagahome/welcome.html
095-822-3251	—		公式	http://www1.city.nagasaki.nagasaki.jp/shibyo/
095-849-7200	○	50	公式	http://www.mh.nagasaki-u.ac.jp/
0956-24-1515	—		公式	http://www.fureai.sasebo-dcc.or.jp/sougoubyouin/
0957-52-3121	○	40	公式	http://www.hosp.go.jp/~nagasaki/index.htm
0959-72-3181	○	60	参考	http://www2.ocn.ne.jp/~izuhara/Iryoken/kentext/frameKen4.html
0959-52-3000	—		参考	http://www2.ocn.ne.jp/~izuhara/Iryoken/kentext/frameKen6.html#anchor590127

市区町村	病院名	郵便番号	住所
下県郡	対馬いづはら病院	817-8517	下県郡厳原町大字厳原東里303-1

【熊本県】

市区町村	病院名	郵便番号	住所
熊本市	国立熊本病院	860-0008	熊本市二の丸1-5
	熊本大学医学部附属病院	860-8556	熊本市本荘1-1-1
	熊本市民病院	862-8505	熊本市湖東1-1-60
八代市	熊本労災病院	866-8533	八代市竹原町1670
菊池郡	国立療養所菊池恵楓園	861-1113	菊池郡合志町栄3796

【大分県】

市区町村	病院名	郵便番号	住所
大分市	大分県立病院	870-8511	大分市豊饒476
別府市	国立別府病院	874-0011	別府市大字内竈1473
	大分県厚生連鶴見病院	874-8585	別府市大字鶴見4333
東国東郡	東国東広域国保総合病院	873-0298	東国東郡安岐町大字下原1456
大分郡	大分医科大学附属病院	879-5593	大分郡挟間町医大ヶ丘1-1

【宮崎県】

市区町村	病院名	郵便番号	住所
宮崎市	県立宮崎病院	880-8510	宮崎市北高松町5-30
延岡市	県立延岡病院	882-0835	延岡市新小路2-1-10
日南市	県立日南病院	887-0013	日南市木山1-9-5
宮崎郡	宮崎医科大学附属病院	889-1692	宮崎郡清武町大字木原5200

【鹿児島県】

市区町村	病院名	郵便番号	住所
鹿児島市	鹿児島大学医学部附属病院	890-8520	鹿児島市桜ヶ丘8-35-1
名瀬市	鹿児島県立大島病院	894-0015	名瀬市真名津町18-1

【沖縄県】

市区町村	病院名	郵便番号	住所
那覇市	那覇市立病院	902-8511	那覇市古島2-31-1
具志川市	県立中部病院	904-2293	具志川市宮里208-3
平良市	県立宮古病院	906-0000	平良市東仲宗根807
石垣市	県立八重山病院	907-0022	石垣市字大川732
名護市	県立北部病院	905-0012	名護市字名護1609
中頭郡	琉球大学医学部附属病院	903-0215	中頭郡西原町上原207

電話番号	入院	病床数		ホームページ
09205-2-1910	○	50	公式	http://www2.ocn.ne.jp/~izuhara/index.html
096-353-6501	○	50	公式	http://www.hosp.go.jp/~knh/
096-344-2111	○	60	公式	http://www.kuh.kumamoto-u.ac.jp/contents/
096-365-1711	－		公式	http://www.cityhosp-kumamoto.jp/
0965-33-4151	－		公式	http://www.kumamotoh.rofuku.go.jp/list/index.html
096-248-1131	－		公式	http://www.hosp.go.jp/~keifuen/
097-546-7111	－		公式	http://www.pref.oita.jp/12101/
0977-67-1111	○	40	公式	http://www.hosp.go.jp/~beppu/
0977-23-7111	○	200		
0978-67-1211	－		公式	http://www.kouiki-hp.aki.oita.jp/
097-549-4411	○	30	公式	http://www.oita-med.ac.jp/hospital/
0985-24-4181	○	11	公式	http://www.pref-hp.miyazaki.miyazaki.jp/
0982-32-6181	－		公式	http://www.pref-hp.nobeoka.miyazaki.jp/
0987-23-3111	－		公式	http://www.pref.miyazaki.jp/fukushi/nichinan-hp/
0985-85-1510	○	40	公式	http://www.miyazaki-med.ac.jp/RENEWAL/mmch/index.htm
099-275-5111	○	45	公式	http://www.kufm.kagoshima-u.ac.jp/hosp/
0997-52-3611	－		公式	http://chukakunet.pref.kagoshima.jp/home/byoinka/oshima/
098-884-5111	－		公式	http://www.nch.naha.okinawa.jp/index.html
098-973-4111	－		公式	http://www.hosp.pref.okinawa.jp/chubu/index.html
09807-2-3151	○	100		
09808-3-2525	○	50		
0980-52-2719	－			
098-895-3331	○	40	公式	http://www.hosp.u-ryukyu.ac.jp/

●おわりに

　本書の企画・執筆にあたった日本総合病院精神医学会は，今年で設立15年になります。学会の前身となった研究会から数えると20年の歳月が流れました。近年，総合病院の精神科・神経科に対するユーザーのニーズは高まる一方なので，正確な情報を提供していくことが学術団体としての大切な使命となりました。

　平成12年11月の理事会で，学会としてガイドブック出版の方針が打ち出されました。その後，編集・執筆陣を集めて会議とインターネットを駆使して討議が繰り広げられ，手始めに「ひとり医長委員会」のメンバーを中心にインターネットのWeb上に病気の説明に関する一般向けのサイトが設けられました。その後，出版物としての内容が確認され，あらためて企画を進めました。

　ご協力いただきました皆様にこの場を借りてお礼申し上げます。特に，病院リストの作成に関しては，吉本博昭先生（富山市民病院）が大変な功績をあげられました。感謝の言葉もありません。

　こうしてゲラを見ていると，いろいろな思いがこみあげてきます。途中で主要なメンバーが健康を害したこと，チームのみんなで東京の八重洲口に手弁当で集まって話し合ったこと，などなど。出来上がってみると小さな本でしょうが，私たちの思いがこもっているはずです。

　末筆になりましたが，書籍の編集にまったく素人である私や仲間たちの企画を快く受け入れて，校正やレイアウトについて懇切にリードしてくださった星和書店の岡部浩さんにお礼申し上げます。

　　平成14年10月

　　　　　　　　　　総合病院精神科・神経科ガイド
　　　　　　　　　　編集プロジェクトチーム・リーダー　　　篠原　隆

◆総合病院精神科・神経科ガイド プロジェクトチーム

日本総合病院精神医学会

理　事　長	黒　澤　　尚
編集委員長	保　坂　　隆
事　務　局　長	黒　木　宣　夫
有床委員長	高　橋　武　久
在り方委員長	金　子　晃　一
ひとり医長委員長	東　谷　慶　昭
広報委員長	篠　原　　隆
広　報　委　員	吉　本　博　昭
	南　　雅　之
	青　木　孝　之
	渡　辺　俊　之
	屋　宜　盛　秀
	福　田　倫　明
	村　岡　真　理

総合病院精神科・神経科ガイド

2002年11月30日　初版第1刷発行

編　　集　総合病院精神科・神経科ガイド　プロジェクトチーム
発行者　石　澤　雄　司
発行所　㈱星 和 書 店
　　　　東京都杉並区上高井戸1-2-5　〒168-0074
　　　　電話　03(3329)0031（営業）／03(3329)0033（編集）
　　　　FAX　03(5374)7186

©2002　星和書店　　　Printed in Japan　　　ISBN4-7911-0490-0

心のつぶやきが あなたを変える
認知療法自習マニュアル

井上和臣 著

四六判
248p
1,900円

CD-ROMで学ぶ認知療法
Windows95・98&Macintosh対応

井上和臣 構成・監修 3,700円

いやな気分よ、さようなら
自分で学ぶ「抑うつ」克服法

D.D.バーンズ 著
野村総一郎他 訳

B6判
500p
3,680円

「うつ」を生かす
うつ病の認知療法

大野裕 著

B6判
280p
2,330円

認知療法入門
フリーマン氏による治療者向けの臨床的入門書

A.フリーマン 著
遊佐安一郎 監訳

A5判
296p
3,000円

発行：星和書店　　　　　　価格は本体（税別）です

過食症と拒食症
危機脱出の処方箋

福田俊一、増井昌美 著

四六判
280p
1,800円

みんなで学ぶ 過食と拒食とダイエット
1000万人の摂食障害入門

切池信夫 著

四六判
320p
1,800円

過食と女性の心理
ブリマレキシアは、現代の女性を理解するキーワード

ホワイト 他著
杵渕幸子 他訳

四六判
328p
2,825円

精神保健福祉法
（2002年施行）
その理念と実務

金子晃一、伊藤哲寛、平田豊明、川副泰成 編

A5判
288p
2,980円

気分障害の臨床
エビデンスと経験

神庭重信、坂元薫、樋口輝彦 著

A5判
286p
3,800円

発行：星和書店

価格は本体（税別）です

パニック・ディスオーダー入門
不安を克服するために

B.フォクス 著
上島国利、
樋口輝彦 訳

四六判
208p
1,800円

マスコミ精神医学
マスコミ報道のセンス・アップのために

山田和男、
久郷敏明、
山根茂雄 他著

四六判
312p
1,600円

〈2001年 改訂新版〉こころの治療薬ハンドブック
1薬剤を見開きでわかりやすく解説

青葉安里、
諸川由実代 編

四六判
224p
2,600円

心の地図 上 〈児童期―青年期〉
こころの障害を理解する

市橋秀夫 著

四六判
296p
1,900円

心の地図 下 〈青年期―熟年期〉
こころの障害を理解する

市橋秀夫 著

四六判
256p
1,900円

発行：星和書店　　　価格は本体（税別）です